Die Gonorrhöe des Mannes.

Die
Gonorrhöe des Mannes.

Ihre Pathologie und Therapie.

Ein Leitfaden
für Ärzte und Studierende

von

Dr. med. Wilhelm Karo.

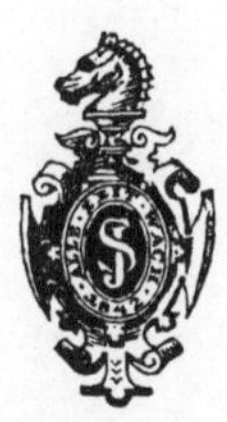

Springer-Verlag Berlin Heidelberg GmbH 1911

ISBN 978-3-662-32390-8   ISBN 978-3-662-33217-7 (eBook)
DOI 10.1007/978-3-662-33217-7

Vorwort.

Vorliegendes Buch verdankt seine Entstehung poliklinischen Vorträgen, in denen seitens meiner Hörer oft der Wunsch geäußert wurde, meine von der landläufigen Schablone in mancher Hinsicht abweichenden Anschauungen in Buchform einem weiteren Kreise zugänglich zu machen. Aus dieser seiner Anamnese ergibt sich auch der Charakter des kleines Werkes. Weit davon entfernt, alles bringen zu wollen, was je, speziell für die Behandlung der Gonorrhöe, empfohlen worden ist, habe ich mir die Aufgabe gestellt, im wesentlichen die therapeutischen Wege und Maßnahmen ausführlicher zu beschreiben, die sich mir in eigener Praxis als die brauchbarsten bewährt haben. Literaturangaben bringe ich nur ganz vereinzelt, und zwar fast nur dort, wo sie für die Begründung oder den weiteren Ausbau der von mir inaugurierten Behandlungsmethoden erwünscht waren. Ebenso verzichte ich auf jegliche Abbildung; um so eifriger war ich bemüht, deren Fehlen durch möglichst klare, lebendige Diktion zu ersetzen.

Mein Wunsch und Ziel waren darauf gerichtet, vorliegendes Büchlein zu einem nützlichen Führer für praktische Ärzte und Studierende zu gestalten, auf daß es bei der enormen Verbreitung der Gonorrhöe vielen Leidenden ein Helfer sein möge.

Berlin, Oktober 1911.

Dr. Karo.

Inhaltsverzeichnis.

I. Anatomische Vorbemerkungen.

Für das Verständnis des pathologischen Prozesses und besonders für die Behandlung der Gonorrhöe ist ein Einblick in die anatomischen und topographischen Verhältnisse der männlichen Harnröhre unerläßlich. Wir brauchen hier jedoch nicht auf die übliche anatomische Einteilung in eine Pars cavernosa oder spongiosa, eine Pars membranacea und Pars prostatica großen Wert zu legen. Auch eine Einteilung in eine Pars mobilis, den im Membrum selbst liegenden Teil, und eine Pars fixa ist für uns belanglos. Wenn wir aber an der männlichen Harnröhre eine Pars anterior und posterior unterscheiden, so ist dies nicht nur eine natürliche und zwanglose Einteilung, sondern auch eine den praktischen und technischen Bedürfnissen Rechnung tragende Topographie.

Unter Pars anterior verstehen wir den im Membrum und im Bulbus gelegenen Abschnitt der Harnröhre vom Orificium externum bis zu ihrem Durchtritt durch die Fascia perinei. Von hier aus verläuft die Pars posterior bis zum Blaseneingang. Wir haben hier die topograpisch und klinisch bedeutsame Tatsache vor uns, daß der vordere Teil der Urethra außerhalb des kleinen Beckens liegt, während die Pars posterior den zum kleinen Becken gehörigen Teil repräsentiert. Die Scheidewand zwischen beiden Teilen wird von der Fascia perinei gebildet, und zwar wird letztere von der Harnröhre unmittelbar hinter dem Bulbus durchbohrt. Beide Teile der Urethra sind nun funktionell ganz verschiedenwertige Gebilde. Die Pars anterior kann man mit ihrer Umgebung durch erektiles Gewebe als ein mehr passives Rohr betrachten, lediglich als Passage für den Harnstrahl oder den Samen. Im Gegensatze dazu ist die Pars posterior von einem komplizierten Muskelapparate umgeben, aus dem wir auf wichtige funktionelle Aufgaben des hinteren Teiles schließen können. Ihm fällt nach den Anschauungen der Fingerschen Schule bei der Miktion eine fast größere Rolle als der Blase selbst zu. Zunächst ist die Pars prostatica mit einem Ringe glatter Muskelfasern umgeben, dem Sphincter vesicae. Dieser Schließmuskel allein würde aber, nach Fingers Anschauungen, nicht genügen, um den Abfluß des Harns aus der Blase zu verhindern. Weiter nach vorn ist nun die Pars posterior von stärkeren Zügen gestreifter Muskeln umgeben, dem Sphincter vesicae externus. Die ganze hintere Harnröhre ist somit von einem kräftigen muskulösen Apparate umgeben, der dem Urin den Abfluß versperrt. Erst durch einen willkürlichen Akt des Pars posterior geht die Miktion vor sich.

Diese Theorien der Fingerschen Schule sind neuerdings, u. a. auch von Leedham-Green, lebhaft bestritten worden. Es liegt nicht im Rahmen dieser kurzen Skizze, diese für den Theoretiker wichtige Frage hier ausführlicher zu diskutieren.

Von größter Bedeutung in diesem muskulösen Apparate ist der an der Grenze zwischen Pars anterior und posterior gelegene Compressor urethrae. Dieser Muskel kann sich auf den geringsten Reiz hin kontrahieren. Er setzt sowohl einem eingeführten Instrument, als auch einer injizierten Flüssigkeit einen Widerstand entgegen. Auch bei entzündlicher Reizung der Urethralschleimheit kann der geringste Anlaß zu einem Spasmus des Compressor urethrae führen, es kann zu einer Retentio urinae kommen. Wir haben hier also eine Barriere vor uns, die nicht nur in der Richtung vom Orificium externum nach der Blase, sondern auch umgekehrt einen festen Verschluß bilden kann. Diese Verhältnisse werden in der Folge Licht werfen auf die Pathologie der Urethritiden, insbesondere auf die Verbreitung der Entzündung vom vorderen Teile auf den hinteren Abschnitt der Harnröhre und die Blase. Bis zu einem gewissen Grade ist von der Natur das Vordringen von Keimen über den Compressor urethrae nämlich arretiert. Leider aber steht dieser teleologisch nützlichen Funktion der Umstand gegenüber, daß Sekrete oder Eiter durch eben denselben Spasmus des Compressor nicht nach dem Meatus ablaufen, sondern in die Blase gelangen. Mit beiden Faktoren haben wir in der Pathologie und Therapie der Urethritiden zu rechnen.

Die Krümmung der Harnröhre, die man als **S**-förmig bezeichnen kann, ist von geringer praktischer Bedeutung. Der um die Symphyse herumgehende Bogen variiert je nach dem Füllungsgrade der Blase oder des Mastdarms. Was die Länge der Urethra betrifft, so ist die Pars anterior 13—14 cm lang, während der hintere Teil 4—6 cm mißt.

Man darf sich nun unter der Harnröhre keinen gleichmäßig weiten Kanal mit offenem Lumen vorstellen. Die Schleimhautwände liegen vielmehr im ruhenden Zustande dicht aufeinander, und erst durch einen Flüssigkeitsstrom oder durch ein Instrument wird das Lumen entfaltet. Form und Weite des Lumens wechseln in den verschiedenen Abschnitten der Urethra. In der Nähe der Blase erscheint der Querschnitt sternförmig, im vorderen Teile bildet das Lumen einen queren Spalt, und in der Glans penis ist dieser Spalt wiederum vertikal.

Dieser geschlossene Kanal hat nun ein in den verschiedenen Teilen abweichendes Kaliber. An einem Ausguß der Harnröhre würden wir erkennen, daß die Erweiterungen und Verengerungen im Lumen vor allem durch den unregelmäßigen Verlauf der unteren Harnröhrenwand bedingt sind. Die obere Wand dagegen bildet eine annähernd gerade Linie. Für das pathologische Bild der Gonorrhöe, für die Lokalisation des Entzündungsprozesses, ferner auch für die Einführung von Instrumenten sind die Verkleinerungen des Kalibers und die Ausbuchtungen sehr bedeutsam. Die engste Stelle der Harnröhre finden wir am Orificium urethrae. Unmittelbar dahinter liegt eine kahnförmige Ausbuchtung der unteren Wand, die Fossa navicularis. Darauf folgt eine Strecke mit ziemlich gleichmäßigem Verlauf, bis kurz vor dem Ende der Pars anterior, im Bulbus, das Lumen seine größte Weite zeigt. Es besteht hier eine sackförmige Ausbuchtung, hinter der sich jene durch den Compressor urethrae dargestellte funktionelle Schranke zwischen Pars anterior und posterior befindet. Diese bedeutende Erweiterung der Urethra begünstigt sicherlich das lange Verweilen von Infektionserregern in der Harnröhre und die Entstehung von Rezidiven.

Hinter dem Bulbus zeigt das Lumen die bedeutendste Verengerung. In ihrer Mitte aber erweitert sich die Pars posterior noch einmal, um dann nach einer weiteren unbe-

deutenden Verengerung in kurzem und ziemlich gleichmäßigem
Verlaufe zum Orificium internum zu führen. An der soeben
genannten Erweiterung der Pars posterior, der Pars prostatica,
liegen alle wichtigen Teile des männlichen Genitalapparates,
an der hinteren Wand der Colliculus seminalis mit den Mündungen des Sinus prostaticus und der Ductus ejaculatorii. Die
Prostatadrüsen münden zu beiden Seiten des Colliculus.

In diesem Zusammenhange sei noch bemerkt, das das normale Kaliber einer Harnröhre etwa der Katheterweite von Nr. 20,
nach Charrière gemessen, entspricht. Es ist jedoch daran zu
erinnern, daß die Urethra ziemlich dehnbar ist, allerdings je
nach dem Teile in verschieden hohem Grade.

Auch auf die histologische Struktur der Urethra möchten
wir hier in Kürze eingehen. Das Schleimhautrohr stellt keineswegs eine glatte Ebene dar, sondern liegt in einer großen Zahl
von Längsfalten; auch quere Falten sind vorhanden. Eine
andere Unebenheit der Schleimhautfläche bilden die Lacunae
Morgagni, blind endigende Einstülpungen der Schleimhaut, vorzugsweise an der oberen Wand der Pars anterior. In Zahl
und Größe schwanken diese Lakunen außerdentlich. Auf ihrem
Grunde finden wir meist die Einmündungsstelle der Littréschen
Drüsen. Diese sind in großer Zahl in der Schleimhaut vorhanden, besonders reichlich in der oberen Wand der Pars
anterior. Sie dringen ziemlich weit in die Tiefe, stellenweise
bis an das erektile Gewebe. Neben diesen drüsigen Gebilden
birgt die Mucosa noch geschlossene Follikel ohne Ausführungsgang. Des weiteren finden wir auf der Schleimhautoberfläche
noch Papillen, besonders reichlich in der Fossa navicularis.
Weitere drüsige Gebilde der Harnröhre sind die Cowperschen
Drüsen, Glandulae bulbourethrales, die zu beiden Seiten des
Bulbus urethrae gelegen sind. Die Ausführungsgänge dieser
Drüsen münden an der unteren Wand der Urethra im Anfangs-
teile des Bulbus.

Die Epithelbekleidung der Harnröhre hat in den einzelnen
Abschnitten verschiedenen Charakter. Vom Orificium externum
bis zum Ende der Fossa navicularis ist die Schleimhaut von
geschichtetem Plattenepithel ausgekleidet, der übrige Teil der
Pars anterior besteht aus zylindrischem Epithel, die Pars
posterior hat wieder ein Plattenepithel.

II. Klinisches Bild der akuten Gonorrhöe.

Die gonorrhoische Entzündung der männlichen Harnröhre kommt durch Ansiedlung des spezifischen Erregers dieser Krankheit, des von Neißer entdeckten Gonokokkus auf der Urethralschleimhaut zustande. In der Mehrzahl der Fälle erfolgt die Infektion dadurch, daß bei der Einführung des Penis in eine gonorrhoische Vagina die Gonokokken in das geöffnete Orificium externum eindringen. Für die Übertragung des Erregers braucht sich bei der Frau kein florider Tripper zu finden. Oft genug ist die betreffende Person, die vielleicht schon lange an einer chronischen Gonorrhöe leidet, gar nicht suspekt. Auch päderastische Akte können zum Erwerb einer Gonorrhöe führen. Daß auch bei bestehender Stomatitis gonorrhoica gelegentlich eines Coitus per os eine Gonorrhöe akquiriert wird, sei der Vollständigkeit halber angegeben.

Eine eigentliche Disposition zur Gonorrhöe, wie wir sie bei anderen Infektionskrankheiten finden, gibt es nicht. Ebensowenig weiß man etwas von einer Immunität gegen Gonorrhöe. Dagegen ist es sicher, daß gewisse Momente die Infektion des Mannes begünstigen. Der protrahierte und mehrere Mal hintereinander ausgeübte Koitus z. B. erhöht die Gefahr. Dies wird häufig bei Exzessen in vino der Fall sein. Sicherlich kann aber auch durch gewisse anatomische Eigentümlichkeiten des Penis der Erwerb einer Gonorrhöe begünstigt werden. So erklären wir es uns, daß ein Mann bei einer gonorrhoischen Frau infiziert wird, ein anderer bei derselben Frau gesund bleibt. Erleichtert wird die Infektion durch ein besonders weites Orificium externum, durch Hypospadie, Phimose oder ähnliches.

Daß die Gonorrhöe in jedem Lebensalter vorkommen kann, bedarf keiner näheren Erörterung. Ebensowenig brauchen wir die enorme Verbreitung dieser Erkrankung besonders hervorzuheben. Es wird aber nie überflüssig sein zu betonen, daß die Gonorrhöe in ihren vielfachen und ernsten Folgeerscheinungen eine Erkrankung ist, die immer wieder bedeutend unterschätzt wird.

Für die Ansiedlung der Gonokokken bedarf es vermutlich keiner Läsion der Urethralschleimhaut. Es genügt, daß die Erreger in den Meatus gelangen. Bis zum Auftreten des

Katarrhs bedarf es aber eines kürzeren oder längeren Zeitraumes, des Inkubationsstadiums. Die Dauer des letzteren wird weniger von der Menge des übertragenen infektiösen Materials als vielmehr von der Virulenz der Gonokokken abhängen. Das Gewöhnliche aber ist, daß etwa 3—5 Tage nach der verhängnisvollen Kohabitation die Krankheit in die Erscheinung tritt. Die entzündlichen Reaktionen spielen sich naturgemäß zuerst im vordersten Abschnitte der Harnröhre ab. Entsprechend der anatomischen Unterscheidung in Pars anterior und posterior werden wir den klinischen Verlauf der Gonorrhöe in eine Urethritis acuta anterior und posterior trennen. Weiter unten werden wir diese Trennung auch pathologisch-anatomisch rechtfertigen.

Urethritis acuta anterior.

Kommt der Patient bald nach den ersten Manifestationen der Gonorrhöe zu uns, so wird sich fast regelmäßig dasselbe Symptomenbild darbieten. Der Patient klagt über einen brennenden Schmerz oder ein Jucken am Orificium externum oder etwas tiefer in der Fossa navicularis. Diese Sensationen verstärken sich bei der Miktion. Am Penis kann uns eine leichte Schwellung der Labien des Orificium auffallen. Letzeres ist meist verklebt, doch entleert sich auf Druck ein wenig Sekret. Hat uns der Patient sehr früh aufgesucht, so kann die Sekretion schleimig sein; sie geht jedoch sehr bald in eine eitrige über. Dieses Prodromalstadium ist von sehr kurzer Dauer, und in 24—38 Stunden können sich die leichten subjektiven und objektiven Symptome zum floriden Stadium steigern.

In dieser Zeit bekommen wir die weitaus größte Zahl der Fälle zu Gesicht. Die Miktionen sind nunmehr ausgesprochen schmerzhaft geworden. Der Patient fürchtet sich, Wasser zu lassen, oder der Schmerz wird dabei so intensiv, daß er während der Miktion innehalten muß. Aber auch durch spontanes Brennen und Jucken kann der Patient außerordentlich gequält werden. Dazu gesellen sich noch infolge des Juckreizes und der Kongestion im Penis libidinöse Empfindungen. Anfangs mag der Patient dadurch sogar zu Exzessen in venere verleitet werden. Mit dem Fortschreiten der Entzündung dürfte dem

Patienten aber die Lust hierzu vergehen, denn die Erektionen werden dann zur äußersten Qual. Sehr häufig kann der Penis wegen der entzündlichen Vorgänge nicht ad maximum erigiert werden, und es kommt zur Chorda venerea, einer Abknickung des Gliedes mit der Konkavität nach unten. In leichteren Graden von Chorda braucht nur die Glans abgebogen zu sein, in schweren Fällen aber ist das Glied in starkem Bogen gekrümmt. Nicht selten versuchen dann die Patienten, durch gewaltsame Manipulationen die Krümmung des Penis zu beseitigen, wobei sie natürlich eine Ruptur der Urethralschleimhaut und eine Verschlimmerung der Infektion verursachen können.

Alle subjektiven Beschwerden steigern sich erheblich des Nachts. Unter der Wirkung der Bettwärme und infolge der Stauung in den Beckenorganen werden die Erektionen häufig hervorgerufen und gehen mit Samenentleerungen einher. Der Patient kann dadurch um seine Nachtruhe kommen. Sicherlich können alle diese Erscheinungen auch störend in das Allgemeinbefinden des Patienten eingreifen. Der Kranke wird appetitlos, apathisch und sieht blaß aus. Zuweilen beobachtet man auch Temperatursteigerungen. Eine ernstere Beeinträchtigung des Allgemeinzustandes ist jedoch äußert selten. Es gibt sogar Patienten, die trotz der schwersten lokalen Erscheinungen fast keine Klagen verlauten lassen. Wir werden darum gut tun, keinen allzu großen Wert auf die subjektiven Beschwerden zu legen, denn diese liefern uns weder für die Natur, noch für die Schwere der Entzündung einen exakten Maßstab.

Besser werden wir durch die Beobachtung der objektiven Zeichen geleitet. Äußerlich bietet das Membrum das Bild einer intensiven Entzündung. Das Präputium und die Haut der Umgebung sind gerötet und ödematös geschwollen. Ziehen wir das Präputium zurück, so präsentiert sich uns oft ein Ödem der Glans. In den Falten der Vorhaut hat sich schleimiges oder eitriges Sekret angesammelt. Die Lippen des Meatus sind gleichfalls angeschwollen und evertiert. Aus dem Orificium quillt Schleim oder dicker Eiter. Als Folge der starken Sekretion finden wir mehr oder weniger Erosionen an Orificium, Glans und Präputialhaut; oft auch spitze Kondylome.

Die Harnröhre kann man in diesem Stadium als einen harten Strang an der unteren Seite des Penis fühlen, der auf Druck empfindlich ist. Auch die geschwollenen Follikel und Littréschen Drüsen lassen sich nicht selten als runde Knoten palpieren.

Was soeben geschildert wurde, ist das Bild der akuten gonorrhoischen Urethritis, wie es sich uns alltäglich bieten mag. Aber die Infektion kann noch brüsker verlaufen, noch weit schwerere lokale Erscheinungen zeitigen. In den besonders schweren Fällen der perakuten Infektion wird dickes, eitrig-hämorrhagisches Sekret in großen Massen entleert, das ganze Glied ist stark kongestioniert, rote Streifen deuten auf eine Lymphangitis und die regionären Drüsen sind geschwollen. Durch exzessive Infiltration des Präputiums entsteht nicht selten eine entzündliche Phimose.

Umgekehrt gibt es auch besonders mild auftretende Formen der akuten Gonorrhöe. Die subjektiven Beschwerden, Schmerz, Jucken oder sexueller Reiz können so gering sein, daß der Patient eben gerade auf sein Leiden aufmerksam wird. Zum Teil mag dies an einer gewissen Indolenz des Patienten liegen, zum Teil ist es aber durch Infektion mit weniger virulenten Gonokokken bedingt. Das Sekret ist hier spärlich, mehr schleimig als eitrig, und alle lokalen Erscheinungen sind geringfügiger. Diese milderen Formen gehören nun keineswegs zu den harmloseren, denn erfahrungsgemäß kann bei dem schleichenden Verlauf sehr leicht ein Übergang in die chronische Gonorrhöe stattfinden. Ja, gerade diese Formen sind es, die nicht selten die später zu besprechenden Metastasen, wie gonorrhoische Endokarditis und Polyarthritis im Gefolge haben. Außerdem ist zu bedenken, daß, je milder der Verlauf ist, desto später der Patient in die Behandlung kommt und desto mehr das Leiden vernachlässigt wird.

Unter dem hier geschilderten Bilde der katarrhalischen Schleimhautentzündung nehmen alle Symptome gewöhnlich innerhalb dreier Wochen stetig an Intensität zu, erreichen dann eine Akme, um in unkomplizierten Fällen gegen Ende der 5.—6. Woche abzuklingen. Präputium und Glans schwellen ab, die Schleimhaut wird wieder blaß und die Schmerzen lassen nach. Das Sekret verliert seine dickflüssige Konsistenz, sein eitriges Aussehen und nimmt wieder einen schleimigen Charakter an. Leider gehört dieser glatte Verlauf der Urethritis acuta anterior mit Ausgang in spontane Heilung nicht zur Regel. Eine Störung kann zunächst einmal durch Exacerbationen der akuten Entzündung bedingt werden. Das unrationelle Verhalten des Patienten, Alkoholgenuß oder Geschlechtsverkehr, aber auch unzweckmäßige Behandlung können die Entzündung immer wieder aufflackern lassen. Dadurch wird leicht den weiteren Störungen des normalen Verlaufs, der Urethritis posterior und der chronischen Gonorrhöe Vorschub geleistet.

Zum besseren Verständnis aller ferneren Folgen der akuten Gonorrhöe vergegenwärtigen wir uns zunächst das Verhalten des Gonokokkus auf der Urethralschleimhaut. Wenn auch dieser Mikroorganismus in alle Gewebe dringen kann, wenn auch Metastasen in allen Organen beobachtet werden, so ist der Gonokokkus doch vorzugsweise ein Schleimhautparasit. Auf der Urethralschleimhaut, auf der er am reichlichsten wuchert, bildet er bald einen dichten Belag, zunächst in der Fossa navicularis. Hier finden die Gonokokken an dem Plattenepithel noch einigen Widerstand, sie dringen nicht sehr tief in die Epithelschicht ein. Sehr schnell aber verbreiten sie sich bis zum Zylinderepithel der Pars pendula. Schon am 2. bis 3. Infektionstage können die Gonokokken durch die Interzellularräume in die tieferen Schichten des Epithels und sogar in das subepitheliale Bindegewebe vorrücken. Pathologisch-anatomisch dokumentiert sich dies in Auflockerung und schleimiger Entartung der Epithelzellen. Als entzündliche Reaktion werden massenhaft Leukocyten angeschwemmt, die augenscheinlich dem Strome der Gonokokken in die Tiefe entgegenwirken; denn mit der Zeit werden die phagozytierten Gonokokken wieder nach dem Lumen geschleppt. In diesem infiltrativen Stadium mit ausgedehnter Stauung in der reichen Gefäßversorgung sind aber auch alle follikulären Gebilde und vor allem die Morgagnischen Lakunen kongestioniert, wodurch dem Erreger zahlreiche Schlupfwinkel und willkommene Nährböden geboten werden.

Nachdem die Entzündung ihren Höhepunkt erreicht hat, läßt die Hyperämie nach, und günstigen Falles kann in etwa 5 Wochen eine Resorption der Infiltrate eingetreten sein. Das gequollene und teilweise abgestoßene Zylinderepithel ist aber keiner Restitutio ad integrum fähig, es verwandelt sich vielmehr in ein geschichtetes Plattenepithel. Das baldige Verschwinden der Gonokokken ist nun jedoch durchaus nicht die Regel. Selbst wenn sie allmählich in den Buchten und Falten der Urethralschleimhaut spärlicher werden, verweilen sie doch noch längere Zeit auf dem veränderten Epithel. Hier verursachen sie zuweilen immer wieder neue entzündliche Reaktionen, frische Läsionen entstehen, durch die wiederum die Kokken in die Tiefe dringen. Wir werden weiter unten sehen, wie sich auf diese Weise das Bild der chronischen Gonorrhöe entwickeln kann. Fassen wir noch einmal alle pathologisch-anatomischen Daten zusammen, so charakterisiert sich die Urethritis gonorrhoica acuta anterior durch Auflockerung der Schleimhaut, Infiltration der Drüsen, Hyperämie und Sekretion von Eiter.

Diagnose der Gonorrhöe.

Die Erkennung der frischen Gonorrhöe wird vielfach noch für eine so leichte Aufgabe gehalten, daß man sich mit einer oberflächlichen Inspektion und einer Feststellung des Ausflusses begnügt. Ein solches Verfahren ist durchaus unzulänglich. Zwar geben uns die Angaben des Patienten über subjektive Beschwerden einen Anhaltspunkt für die Annahme einer Gonorrhöe. Zu einer exakten Diagnose berechtigt uns dies jedoch nicht. Auch sagen uns Beschaffenheit des Harnes und makroskopisches Aussehen des Sekrets nur, daß wir einen Katarrh der Harnwege vor uns haben; über die spezifische Natur desselben aber erfahren wir dadurch nichts. Denn das sei zu Beginn dieses diagnostischen Teiles gleich hervorgehoben: es gibt gar viele Katarrhe anderen Ursprungs, die äußerlich einen der Gonorrhöe ähnlichen Verlauf nehmen. Die Urethralschleimhaut kann durch mechanische und chemische Einwirkung gereizt werden, ferner auch durch den Einfluß anderer Mikroorganismen, als der Gonokokken. Differentialdiagnostisch sind hier also Katarrhe der verschiedensten Provenienz auseinanderzuhalten. Was zunächst die mechanischen Reize betrifft, so kann die Einführung von Bougies und Kathetern zu katarrhalischen Erscheinungen führen, die auf den ersten Blick an eine Gonorrhöe denken lassen. Auch der Abgang von Gries oder Konkrementen kann analoge Zustände hervorrufen. Selbst die Ausscheidung von Phosphaten im Harn verursacht zuweilen einen dem gonorrhoischen ähnlichen Ausfluß. Ich kenne aus meiner Praxis einige Fälle, die von anderer Seite vergeblich als Gonorrhöe behandelt worden waren, weil die mikroskopische Untersuchung des Ausflusses unterblieben war. Als ich dann das Sekret untersuchte, fand ich lediglich starke Schleimabsonderung mit phosphorsaurem Kalk. Auf die Phophaturie möchte ich in diesem Zusammenhange besonders aufmerksam machen, denn sie ist eine nicht seltene Begleiterscheinung der Gonorrhöe. Nach dem Abklingen der letzteren kann die empfindliche Schleimhaut infolge der Phosphatausscheidung weitere Reizerscheinungen zeigen, ohne daß es sich noch um Gonorrhöe handelt.

Von chemischen Insulten, die die Schleimhaut der Urethra treffen können, kommen praktisch vor allem die vielfach beliebten prophylaktischen Einträufelungen oder Injektionen starker Silbersalzlösungen in Betracht. Nach Protargolinstillation zur Verhütung der Infektion wird nicht selten ein katarrhalischer Ausfluß beobachtet, der den Patienten in Schrecken jagt, und doch nichts anderes bedeutet, als eine durch Korrosion der Schleimhaut bewirkte Reizung, deren Beseitigung mitunter recht schwierig ist.

Was schließlich die bakteriellen Infektionen der Harnröhre betrifft, so können Kokken, Diplokokken und Bakterien der verschiedensten Art eine akut eitrige Entzündung zuwege bringen. Vor allem ist hier das Bacterium coli zu nennen. Die Infektion der Harnwege mit diesem Bakterium wird noch viel zu wenig gewürdigt. Die Beobachtungen der letzten Jahre, besonders die der Pädiater, haben gezeigt, wie überraschend häufig der Coli-Bazillus die Urethralschleimhaut befällt. Ich komme auf die ätiologische Bedeutung dieses Bakteriums bei Besprechung der Epididymitis zurück.

Damit ist die Reihe von Ausflüssen, die zur Annahme einer gonorrhoischen Infektion führen können, noch nicht erschöpft. Es erübrigt sich, alle Möglichkeiten hier aufzuführen, nur sei noch erwähnt, daß Urethrorrhagien ex libidine, Prostatorrhöe und Spermatorrhöe schon von gedankenlosen Ärzten als Gonorrhoea angesprochen und zum Schaden des Patienten unter dieser Bezeichnung behandelt wurden. Mit Nachdruck müssen wir auf Grund obiger Betrachtungen fordern, daß die Gonorrhöe durch eine mikroskopische Untersuchung sichergestellt wird. Dieselbe ist so leicht und so wenig zeitraubend, daß selbst für den vielbeschäftigten Praktiker kein Grund vorliegt, die Untersuchung des Sekrets zu umgehen.

Im frühesten Beginn der Krankheit ist der Harn zwar oft noch klar, bald aber entleert der Patient einen trüben Urin, und zwar ist stets die zuerst entleerte Portion trübe. Ganz zu Beginn kann auch der zuerst gelassene Urin schon zarte Fäden enthalten. Ist die Sekretion profuser, so setzt sich der Urin beim Stehenlassen in drei Schichten ab. Als Bodensatz finden wir eine gelblich-weiße Eiterschicht, darüber schichtet sich Schleim und zu oberst steht der klare Harn. Auch große membranöse Fetzen werden zuweilen entleert. Dieses relativ seltene Vorkommnis deutet auf eine krupöse oder membranöse Urethritis. Wenn nun, nach dem Abklingen des floriden Stadiums, die Sekretion spärlicher wird, hellt sich auch der Urin entsprechend auf. Die zuerst gelassene Harnportion aber enthält nunmehr charakteristische Fäden, die sog. „Tripperfäden", die aus zusammengeballtem Sekret bestehen.

Im Prodromalstadium werden gewöhnlich nur einzelne Tropfen eines grauen, dünnflüssigen Schleimes entleert. Allmählich wird das Sekret zäher, und schon am 5.—6. Infektionstage besteht es aus dickem, gelbem Eiter. Die Wäsche des Patienten zeigt dann jene charakteristischen Flecke, die in der Mitte die auffallend gelb-grüne Farbe des Eiters, an der Peripherie die blassere Färbung durch den Schleim erkennen lassen. Die größte Menge Sekret finden wir des Morgens, da der Patient während der Nacht nicht uriniert und der Eiter sich infolgedessen ansammelt. Die Reaktion des Sekrets ist schwach alkalisch.

Mikroskopische Diagnose der Gonorrhöe.

Ehe wir auf die eigentliche mikroskopische Beschaffenheit des gonorrhoischen Sekrets eingehen, seien einige Vorbemerkungen über das bakteriologische Verhalten des Gonokokkus und über seine Darstellung im Präparat gemacht. Der Neißersche Gonokokkus gehört zur Gruppe der Diplokokken, kommt also nur paarweis vor; Kettenbildung oder traubenförmige Anordnung wird nie beobachtet. Gewöhnlich sieht man zwei, vier und mehr Paare beieinander liegen, was mit der Fortpflanzung der Kokken durch Teilung zusammenhängt.

Die Darstellung des Gonokokkus im Präparat ist eine der leichtesten Aufgaben der Bakteriologie. Entnimmt man mittels ausgeglühter Platinöse ein wenig Sekret, streicht es dünn auf einem Objektträger aus, zieht vorsichtig einige Male zum Trocknen und Fixieren durch eine Flamme und färbt etwa $1/_2$ Minute, indem man Methylenblau auf den Objektträger bringt, so ist unser Präparat schon fertig. Man spült nur noch mit Wasser ab, trocknet mit Fließpapier, zieht wieder einige Male durch die Flamme und untersucht nun ohne Deckglas mit Ölimmersion. In solchem Präparat ist das Protoplasma der Zellen hellblau gefärbt, die Zellkerne sind etwas dunkler und die Gonokokken tiefblau gefärbt. Mit allen basischen Anilinfarben gelingt die Färbung. Für die Praxis dürfte das schnell herzustellende Methylenblaupräparat vollauf genügen.

Will man die Gonokokken in deutlich differenzierter Farbe sehen, so kann man die Doppelfärbung mit Eosin und Methylenblau vornehmen. Hierbei wird aber der Ausstrich nicht an der Flamme getrocknet, sondern er bleibt 40 Minuten lang in einer Mischung von Alkohol und Äther. Dann erst färbt man mit einer Eosin-Methylenblaumischung (0,5 : 100) etwa 15 Minuten. Nach dem Abspülen und Trocknen sieht man die blaugefärbten Kokken auf rötlichem Grunde. Eine andere Doppelfärbung ist die mit Karbolfuchsinlösung (1 : 20). Zur Differenzierung wird nachgefärbt mit $1^0/_0$ Äthylendiaminlösung, zu der man einige Tropfen Methylenblau fügt. Auch hier erscheinen die Gonokokken tiefblau auf rotem Protoplasma.

Eine diagnostisch sehr wichtige Eigenschaft des Gonokokkus ist die, sich nach der Methode Gram zu entfärben. Das getrocknete und fixierte Präparat wird in eine konzentrierte Anilinwassergentianaviolettlösung gebracht, in der es etwa 1 Minute verweilt. Darauf kommt es direkt in eine Jodjodkalilösung auf 1 Minute und schließlich in absoluten Alkohol. Auf diese Weise wird der Gonokokkus ganz farblos. Das gramnegative Verhalten der Diplokokken ist für die Harnröhre ein fast absolut sicheres Zeichen für die Gegenwart von Gonokokken.

Der kulturelle Nachweis von Gonokokken ist für die Diagnose der Gonorrhöe belanglos. Trotzdem widmen wir dieser Frage einige Worte, weil seit der Opsoninlehre Wrights die Vakzinetherapie auch in der Urologie einige Bedeutung gewonnen hat. Auf menschlichem Serum läßt sich der Gonokokkus leicht züchten. Gewöhnlich wählt man als Nährboden Blutserum oder andere seröse Flüssigkeiten, vermischt mit Agar. Auf anderen Nährböden gedeiht der Gonokokkus nicht. Die optimale Temperatur für sein Wachstum liegt zwischen 36 und 37°, mehr als 40° kann er nicht vertragen. Auch gegen niedrige Temperaturen ist er sehr empfindlich, ebenso gegen Austrocknung. Im Eiter, in der Feuchtigkeit, besonders in nasser Wäsche kann aber der Gonokokkus lange Zeit virulent bleiben, ein Umstand, der im Verkehr mit Gonorrhoischen zur Vorsicht mahnt.

Für die bakteriologische Differenzierung des Gonokokkus haben wir also einen bohnenförmigen Diplokokkus nachzuweisen, der in Häufchen zu 4, 8, 16 und mehr sichtbar ist, gramnegatives Verhalten zeigt und auf Gelatine oder Agar-Medien nicht wächst. Schließlich sei aber als sehr wichtige Eigenschaft hervorgehoben, daß dieser Mikroorganismus intrazellulär vorkommt. Die Eiterzellen vermögen Gonokokken in großer Zahl zu phagozytieren. Wir finden daher polynukleäre Leukocyten, die ganz mit Kokken gefüllt sind. Viele sind so prall gefüllt, daß sie bersten und ihre Kerne verlieren. Das intrazelluläre Vorkommen der Gonokokken ist, wie wir sogleich sehen werden, von Bedeutung für die Beurteilung des Grades der Gonorrhöe.

Das gonorrhoische Sekret aus der allerfrühesten Periode der Infektion, also das noch nicht eitrige Produkt, zeigt nun im mikroskopischen Bilde spärliche Leukocyten und einzelne Plattenepithelien. Die Zahl der Gonokokken ist nur gering, man kann sie aber hier schon intrazellulär finden. Das ausgesprochen eitrige Sekret ist natürlich reich an Eiterzellen, die zum großen Teil Gonokokken enthalten. Beherrscht wird das Bild im floriden Stadium eigentlich ganz und gar von den enormen Massen von Eiterzellen. Epithelzellen sind hier fast gar nicht zu finden. Der Gonokokkus ist ausschließlich innerhalb der Eiterzellen gelagert.

Sobald die Entzündung abklingt, werden die Gonokokken geringer an Zahl, dafür treten reichlich Epithelzellen auf. Wenn der Prozeß abgeklungen ist, sind schließlich nur noch Plattenepithelien zu finden. Geht man aber mit einer Knopfsonde in die Morgagnischen Lakunen ein, so kann man noch ein Sekret finden, das neben Leukocyten auch extrazelluläre Gonokokken enthält. Für das akute Stadium ist jedenfalls die Anwesenheit intrazellulärer Gonokokken notwendig.

Ob es sich um eine frische Gonorrhöe handelt oder um ein Rezidiv, kann auch durch Betrachtung des mikroskopischen Bildes eruiert werden. Im Gegensatz zur akuten Infektion herrschen hier Epithelzellen vor. Die Gonokokken, die nicht so reichlich sind, liegen meist extrazellular.

Die Indifferenz, mit der man leider noch häufig die Gonorrhöe betrachtet, läßt darauf schließen, daß die Prognose dieses Leidens quoad vitam als gut zu betrachten ist. Was aber speziell die akute Urethritis anterior angeht, so sind die Dinge durchaus nicht leicht zu nehmen. Die Gefahr einer Ausbreitung des Katarrhs auf die Pars posterior ist in jedem einzigen Falle gegeben. Selbst bei scheinbarer Ausheilung des Katarrhs im vorderen Harnröhrenabschnit können Rezidive und Verschleppungen nach dem hinteren Teile vorkommen.

Urethritis acuta posterior.

Wir haben in der anatomischen Betrachtung den Sphincter externus gewissermaßen als physiologische Barriere zwischen vorderem und hinterem Teil der Harnröhre kennen gelernt. In der Tat scheint es, als ob zuweilen der gonorrhoische Prozeß an dieser Stelle definitiv halt machen könne; denn es gibt unzweifelhaft Gonorrhöen, die auf die Pars anterior beschränkt bleiben. Einige Autoren glauben nun, daß der Sphinkter rein mechanisch das Vordringen der Gonokokken hindere. Es ist schwer, sich dieser Anschauung anzuschließen. Es gibt in unserem Organismus keinen mechanischen Verschluß gegen kleinste korpuskuläre Elemente. Nach einer anderen Anschauung soll die Verschiedenheit in der histologischen Struktur die Kokken auf ihrem Wege hemmen. Man glaubt, der membranöse Teil sei ein schlechterer Nährboden als der follikuläre Abschnitt.

Auch diesem Standpunkte kann man widersprechen, da wir zuweilen eine äußerst rapide Ausbreitung mit Metastasierung auf die verschiedensten Schleimhäute erleben. Wir haben vorläufig keinen anderen Ausweg als anzunehmen, daß das mehr oder weniger rasche Vordringen der Infektion oder gar das Haltmachen derselben am Sphincter externus vom Grade der Virulenz des Gonokokkus abhängt.

Wie dem auch sei, eine absolut sichere Abgrenzung stellt der Sphinkter nicht dar, und leider ist die Infektion der Pars posterior das weitaus häufigere Ereignis. Wir gehen wohl nicht fehl, wenn wir die Frequenz der Urethritis posterior auf $70-80^0/_0$ schätzen. Meistens wird die Gonorrhöe schon innerhalb der dritten Woche posturethral. Es ist jedoch nicht ausgeschlossen, daß schon während der ersten 14 Tage ein Übergang in Urethritis posterior stattfinden kann.

Eine unmittelbare Veranlassung hierzu braucht nicht vorzuliegen. Man kann aber häufig gewisse ursächliche Faktoren ermitteln. Wenn der Patient sich zum Beispiel Exzessen in Baccho et Venere hingibt, oder sonstwie gegen die allgemeinen hygienischen oder diätetischen Vorschriften verstößt, so begünstigt er unzweifelhaft das Auftreten der Urethritis posterior. Auch eine unzweckmäßige Behandlung, schlechte Handhabung der Spritze und ähnliches sind anzuschuldigen.

Wie bei der Urethritis anterior werden wir auch hier von den subjektiven Beschwerden nicht sicher geleitet. Der posturethrale Prozeß kann sich ganz ohne Wissen des Patienten schleichend entwickeln. Gewöhnlich kündigt sich dies aber doch durch plötzlich auftretende Schmerzen an. Noch auffallender sind aber gewisse Störungen in der Miktion. Durch die Entzündung der Pars prostatica wird die Schleimhaut gegen jeden aus der Blase austretenden Tropfen Harn äußerst empfindlich. Dadurch entsteht ein permanenter Harndrang, worunter der Patient häufig entsetzlich zu leiden hat. Ganz unabhängig vom Füllungsgrade der Blase muß er alle $10-15$ Minuten Wasser lassen, wobei er nur wenige Tropfen entleert. Und auch während der Entleerung spürt der Patient keine Erleichterung, gegen Ende der Miktion wird der Schmerz sogar noch intensiver. Eigentlich bleibt der Patient keine Minute frei von schmerzhaften Sensationen. Nur zu Beginn einer Urethritis posterior können die Miktionspausen länger sein. Der Patient kann noch mit einiger Mühe den Harn anhalten. Aber immer heftiger wird der Reiz, immer gebieterischer der Drang, und trotz der Schmerzen muß der Patient urinieren.

Wie bei der Urethritis anterior hat auch hier der Patient unter häufigen Erektionen und Pollutionen zu leiden. Das Allgemeinbefinden wird aber meist weit mehr in Mitleidenschaft gezogen. Der Patient kann sich sehr elend fühlen und auch fiebern. Alle Erscheinungen zeigen graduelle Abstufungen, je nachdem es sich um eine subakute, akute oder perakute Entwicklung des Krankheitsbildes handelt.

Schließlich sei noch als ein wichtiges Symptom die Hämaturie genannt. Die Pars membranacea neigt infolge der Reizung sehr zu Blutungen. Gewöhnlich entleert der Patient zum Schluß der Miktion einige Tropfen Blut. Diese sogenannte terminale Hämaturie ist pathognomonisch für die Urethritis posterior. Aber auch der Eiter kann blutig tingiert sein. Profuse Hämorrhagien sind selten.

Diagnose.

Während für die Feststellung der akuten Gonorrhöe der vorderen Harnröhre die Untersuchung des Sekrets erste Bedingung war, ist die Erkennung der Urethritis posterior an die Prüfung des Harnes geknüpft. Die makroskopische Inspektion des Urins erlaubt uns, den Prozeß in der Pars posterior zu lokalisieren. Läßt man nämlich den Patienten während der Miktion absetzen, so muß die erste Portion Urin das in der Urethra anterior angesammelte Sekret enthalten und demzufolge trübe sein. Wird nun als zweite Portion ein klarer Urin entleert, so können wir sicher sein, daß keine Urethritis posterior vorliegt. Wäre dies der Fall, so müßte der gesamte entleerte Urin trübe sein. Dies lehrt die einfache Betrachtung der Funktion des Sphincter externus und des Miktionsmechanismus. Alles Sekret, das in der Pars anterior gebildet wird, strömt nach dem Meatus zu und wird auch durch die Kontraktion des Sphincter externus am Rückfluß gehindert. Der erste Urinstrahl schwemmt diese Sekretmassen nun heraus und die darauffolgende Flüssigkeit muß klar sein, wenn sich jenseits des Schließmuskels kein

Sekret befindet. Wenn sich aber in der Pars posterior Eiter befindet, so hemmt der Sphincter externus seinen Abfluß nach dem Orificium externum. Es tritt ein Rückfluß des Sekrets in die Blase ein, und schon hier ist die gesamte Urinmenge trübe. Es ist klar, daß unter solchen Umständen die erste und zweite Harnportion trübe sein müssen.

Die soeben angegebene Thompsonsche Zweigläserprobe ist mithin ein sicheres Zeichen dafür, daß jenseits des Sphincter externus entzündliche Prozesse vorhanden sein müssen. Außer dieser Probe wird noch Jadassohns Dreigläserprobe und Kollmanns Fünfgläserprobe angewandt. In meiner Praxis bin ich stets mit der Zweigläserprobe ausgekommen. Allerdings ist nun auch zu entscheiden, ob nicht die Trübung der zweiten Portion von einer Cystitis herrührt. Das wichtigste Unterscheidungsmerkmal liegt nun darin, daß bei der Cystitis der Urin konstant getrübt ist, während die Trübung bei der Urethritis posterior während der verschiedenen Tageszeiten sehr variiert. In der Nacht hat das in die Blase zurückgeflossene Sekret Gelegenheit, sich im Blasengrunde abzusetzen. Der am Morgen gelassene Urin wird also sicher in der zweiten Probe trüber sein, als in der ersten. Dies kann sich im Laufe des Tages ändern. Bei häufigen Miktionen gelangt nicht viel Sekret in die Blase, hat auch nicht Zeit sich abzusetzen. Infolgedessen werden die zweiten Portionen weniger trübe, oft sogar ganz klar sein. Es empfiehlt sich daher, die Zweigläserprobe mehrere Male vorzunehmen und tunlichst den Morgenurin zu untersuchen.

Es können aber noch immer Zweifel entstehen, wenn die Sekretion so gering ist, daß mit einer Miktion die ganze Urethra gereinigt wird. Dann erscheint auch die zweite Portion klar. In solchen Fällen empfiehlt es sich, die Pars anterior mit einer verdünnten Borsäurelösung auszuspülen. Ein elastischer Katheter wird vorsichtig bis zum Bulbus eingeführt. Mit sehr gelindem Druck irrigiert man dann den vorderen Teil der Harnröhre. Da der Sphincter externus sich hierbei kontrahiert, besonders bei Injektion kalter Flüssigkeit, kann nichts in die Pars posterior gelangen. Die Spülung wird so lange fortgesetzt, bis das Wasser klar abfließt. Läßt man nun den Patienten urinieren, so muß eine Urethritis posterior vorliegen, wenn trüber Harn abfließt. Man wird nicht oft zu dieser Spülung schreiten müssen, da die Zweigläserprobe uns in den allermeisten Fällen den gewünschten Aufschluß gibt.

Die chemische Untersuchung des Harnes ergibt in vielen Fällen eine Albuminurie, die man nicht auf Rechnung der zellulären Bestandteile des Urins setzen kann. Der Ursprung dieser Eiweißausscheidung ist nicht klar. Das Harnsediment enthält reichlich Epithelien, Blutkörperchen, Leukocyten und Gonokokken, letztere sowohl extra —, wie intrazellulär.

Die Sekretion aus der Harnröhre ist bei der Urethritis posterior weit geringer als bei der Urethritis anterior. Im mikroskopischen Bilde zeigt das Sekret ein etwas anderes Aussehen. Es ist nämlich charakterisiert durch das Auftreten eosinophiler Zellen. Auf dem mit Methylenblau gefärbten und mit Eosin nachgefärbten Ausstrich sieht man die Eiterzellen mit rosa gefärbtem Protoplasma. Im akuten Katarrh der vorderen Urethra sind eosinophile Zellen selten. Ihr Auftreten soll für die Entzündung der Pars posterior pathognomonisch sein.

Die akute Urethritis posterior erreicht meistens noch schneller ihren Höhepunkt, als die akute Entzündung der Pars anterior. Auch hier wird der Verlauf dadurch bestimmt, ob die Infektion des hinteren Abschnitts der Harnröhre akut, subakut oder perakut gewesen ist.

In jedem Falle aber besteht hier die Gefahr einer Verschleppung der Infektion und einer Ausbreitung derselben auf andere Organe des Urogenitalsystems und einer Metastasierung in den verschiedensten Teilen des Körpers. Daher das häufige Auftreten einer Spermatocystitis, Cystitis colli, Epididymitis gonorrhoica einerseits, sowie andererseits die Möglichkeit einer Polyarthritis gonorrhoica.

III. Therapie der akuten Gonorrhöe.

Trotzdem die infizierte Harnröhre uns leicht zugänglich ist, gehört die Behandlung der Gonorrhöe zu den schwersten Aufgaben. Das ersehen wir schon aus der großen Masse von Mitteln, die für deren Therapie empfohlen werden, das erhellt auch aus der Tatsache, daß immer wieder nach neuen Behandlungsmethoden geforscht wird.

Als allgemeines Prinzip der Gonorrhöetherapie muß, wie
auch bei allen anderen Krankheiten, die Forderung aufgestellt
werden: „Die Behandlung sei kausal und symptomatisch.“ Da
wir es mit einer Infektionskrankheit zu tun haben, muß unser
kausales Vorgehen gegen den Erreger, hier also gegen den
Gonokokkus, gerichtet sein. Es handelt sich also darum, durch
antibakterielle Mittel den Gonokokkus von der Schleimhaut zu
entfernen. Gleichzeitig ist aber die Entzündung der Schleimhaut zu behandeln, zum mindesten ist dafür zu sorgen, daß
der Reizzustand nicht dauernd verstärkt wird.

Von jeher hat man nun auf zweierlei Weise versucht, der
Infektion Herr zu werden, nämlich durch lokale oder interne
Behandlung. Beide Methoden haben ihre begeisterten Anhänger
gefunden und vielfach zog man es vor, die örtliche Behandlung mit der allgemeinen zu vereinen. Es sei gleich hier bemerkt, daß der Standpunkt einer kombinierten Therapie auch
in diesem Buche vertreten wird. Weiter unten soll begründet
werden, warum in den meisten Fällen eine lokale und interne
Therapie ratsam erscheint. Aus diesen Betrachtungen leiten
wir für die Behandlung der akuten Gonorrhöe das Schema ab:

a) Lokale Behandlung.
b) Innere Behandlung.
c) Allgemeine diätetische und hygienische Vorschriften.

a) Lokale Therapie.

Die vornehmste Aufgabe der lokalen Behandlung besteht
nun also in der möglichst reizlosen Entfernung der Gonokokken
aus der Harnröhre. Das Naheliegendste ist, daß wir uns eines
flüssigen Gonokokken tötenden Stoffes bedienen, mit dem wir
die infizierte Schleimhaut berieseln, und in der Tat ist ein
ganzes Heer derartiger Antigonorrhoika seit jeher in Anwendung
gekommen. Um aber allen Indikationen gerecht zu werden,
soll ein solches Medikament nicht nur die Gonokokken möglichst schnell abtöten, sondern es muß die Schleimhaut möglichst wenig angreifen. Dabei soll es auch, so weit es geht, in
die Tiefe des Gewebes wirken. Wenn wir berücksichtigen, wie
schwer es überhaupt ist, eine Schleimhaut zu sterilisieren, so

werden wir billig zweifeln dürfen, ob es irgendein Desinficiens gibt, das allen obigen Forderungen gerecht wird.

Von jeher stand nun das Argentum nitricum in dem Rufe, fast ein Spezifikum gegen die Gonorrhöe zu sein. In der Tat werden Gonokokken durch eine Höllensteinlösung sicher getötet. Mit mehr oder weniger Glück brachte man durch Injektionen oder Instillationen starke Silbernitratlösungen (bis zu $2\,^0/_0$) auf die erkrankte Urethralschleimhaut. Es ist klar, daß dieses Verfahren einen äußerst starken Reiz setzen mußte. Ein weit schwerer wiegender Nachteil des Argentum nitricum ist aber seine Eigenschaft, mit Eiweiß eine Fällung zu geben. Beim Kontakt der Silberlösung mit den Albuminen der Schleimhaut mußte also ein Gerinnsel entstehen, das die Tiefenwirkung des Silbers behinderte. Ganz abgesehen davon bedeutet die Fällung von Eiweiß aus der lebenden Zelle eine schwere Schädigung der Schleimhaut.

Der chemischen Industrie gelang es nun, organische Silberverbindungen herzustellen, die bei der gleichen antiseptischen Wirkung obige Nachteile in geringerem Grade oder gar nicht aufwiesen. Nachdem man den Vorzug der organischen Silbersalze erkannt hatte, erschien eine Unmenge derartiger Präparate auf dem Markte, die zwar keine Gewebsreizungen verursachen, denen jedoch einige andere Mängel anhaften wie relativ geringer Silbergehalt, schwere Löslichkeit, nicht neutrale Reaktion der Lösungen, Unfähigkeit derselben durch lebende Membranen und Gewebe zu dialysieren, teurer Preis usw. Als Prototyp dieser Mittel nenne ich Argonin, Argentamin, Ichthargan, Protargol.

Ein Präparat, das die Vorteile des Silbernitrats und der Silbereiweißverbindungen in vollem Maße in sich vereinigt, während die Nachteile des einen und der anderen darin ausgeschaltet sind, besitzen wir im Albargin, einer Verbindung von Gelatose mit Silbernitrat. Es enthählt $15\,^0/_0$ Silber, bzw. $23{,}6\,^0/_0$ Silbernitrat, ist leicht löslich in kaltem Wasser, erleidet jedoch, im Gegensatz zu anderen Silbereiweißpräparaten, auch bei Anwendung von siedendem Wasser keine Zersetzung, die Lösungen reagieren neutral und sind haltbar.

Bedeutet nun auch die Verwendung dieser Präparate einen nicht zu unterschätzenden Vorteil, so ist das Ideal hiermit bei weitem nicht erreicht. Schon bei Betrachtung der Tiefenwirkung finden wir, daß man damit auf der lebenden Schleimhaut nicht weit kommt. Versuche in vitro haben zwar sehr schön gezeigt, daß z. B. das Protargol sehr gut auf einer inerten Agarplatte tief eindringt. Daraus dürfen wir aber noch keinen Rückschluß auf die lebende Schleimhaut ziehen. Ohne stärkere Konzentration und ohne längeres Verweilen auf der Mucosa wird kein Antigonorrhoikum in die tiefen Verstecke der Gonokokken eindringen können. Wir werden weiter unten zeigen, warum überhaupt bei den meisten bisherigen Methoden eine Tiefenwirkung illusorisch sein mußte. Mit der Konzentration dürfen wir nur bis zu einer gewissen Grenze gehen, wenn wir nicht immer wieder die Entzündung zum Aufflackern bringen wollen. Es ist ja eine alte Erfahrung, daß die Eiterung mitunter nicht eher aufhört, als bis wir das Antiseptikum aussetzen. Dann aber kann wieder der Gonokokkus zum Vorschein kommen.

Um die durch die gebräuchlichen Silbersalze erzeugte Reizung zu umgehen, brachte man auch adstringierende Mittel in Anwendung. Als solche nenne ich Zincum sulfuricum, Plumbum aceticum u. a. Zwischen beiden Gruppen stehen die sog. Antiseptika, als deren Vertreter ich Kalium permanganicum, Resorcin und Thallium sulfuricum anführe. Welcher Gruppe von Medikamenten man im konkreten Fall den Vorzug geben soll, hängt von den jeweiligen klinischen Symptomen ab. Bei reichlicher Sekretion und empfindlicher Schleimhaut wird man ein mildes Antiseptikum einem energisch wirkenden Silbersalz vorziehen. Die Silbersalze haben ihre bestimmte später zu erörternde Indikation. Dabei ist zu bemerken, daß Argentum nitricum in ganz schwacher Lösung (1 : 10000) sich noch immer vielfach bewährt, obgleich die neueren Eiweiß-Silberverbindungen es zu verdrängen schienen. Meine eigenen Erfahrungen beweisen mir immer und immer wieder, daß fast stets schwächere Konzentrationen, als in den gebräuchlichen Lehrbüchern angegeben, vorzuziehen sind. Im übrigen bin ich mit fortschreitender Erfahrung längst davon abgekommen, den Schwerpunkt der Behandlung auf die Wahl eines Antigonorrhoikums zu legen.

Das Punctum saliens der Therapie ist vielmehr die Art der Applikation des lokalen Mittels. Zum Verständnis des Fol-

genden vergegenwärtigen wir uns noch einmal, daß der Bau
der Urethralschleimhaut das Fortwuchern der Gonokokken ungemein begünstigt. In den Krypten und Morgagnischen Lakunen, in den Follikeln und Drüsen finden die Gonokokken
Brutstätten, aus denen sie nur äußerst schwer vertrieben werden können. Es fragt sich nun, ob die bisher übliche Einführung des Antigonorrhoikums mittels der Tripperspritze als
rationell bezeichnet werden kann. Man hat ja im Laufe der
Jahre die Spritze speziell durch den konischen Ansatz so modifiziert, daß gewisse äußere Mängel eliminiert wurden. Es lassen
sich jedoch so viele andere Nachteile der Spritzenbehandlung
anführen, daß diese Applikationsweise im Prinzip als unzulänglich betrachtet werden muß. Injiziert man mit mäßigem Druck
ein Antiseptikum in die Urethra, so wird die Pars anterior
damit erfüllt, der Patient kann durch Verschließen des Orificium das Herausfließen des Mittels verhindern, nach 3—4 Minuten aber ist er genötigt, dasselbe nach Freigabe des Orificiums
wieder abfließen zu lassen. Es ist nun nicht anzunehmen, daß
bei so kurzem Verweilen auf der inficierten Schleimhaut eine
gründliche Desinfektion erzielt werde. Im günstigsten Falle
wird das Sekret abgespült, und die oberflächlichen Teile der
Schleimhaut werden antibakteriell beeinflußt. Eine Wirkung
in die Tiefe ist hierbei ganz ausgeschlossen. Auch die wiederholte Injektion kann zu keinem besseren Resultat führen.
Übrigens ist einem zu häufigen Injizieren durchaus zu widerraten. Auch einer Verstärkung der Konzentration sind, wie
wir gesehen haben, Grenzen gesetzt. Es ergibt sich also, daß
die Behandlung mittels der Spritze an und für sich wenig Erfolg versprechen kann. Wenn auch bei dieser Art der Applikation unstreitig Erfolge erzielt wurden, so lag dies daran, daß
eben der katarrhalische Prozeß unterstützt durch sorgsame
Irrigationen seinen natürlichen Ablauf nahm. Wir dürfen uns
doch aber nicht verhehlen, daß in zahlreichen Fällen nichts
getan werden konnte, um eine Verschleppung oder Ausbreitung
der Infektion hintanzuhalten, ja, daß oft genug die Spritzenbehandlung dies förderte. Ich erinnere hier nur an das Spritzen
unter zu starkem Druck, wodurch der Krankheitsprozeß oft in
die hintere Harnröhre verschleppt wurde.

Es ließe sich ja nun denken, daß die vom Arzte mit größter Sorgfalt vorgenommene Spritzenbehandlung, daß die stete ärztliche Kontrolle auch bei Benutzung der Spritze zum Ziele führen müsse. Denn in letzter Linie sind wir ja nur die Diener der Natur, die Überwacher eines notwendigen Heilungsverlaufes. Aber hier kommen wir zu einem weiteren und ernsteren Nachteil der Spritzenbehandlung. Es liegt in der ganzen Handhabung der Gonorrhöe-Therapie, daß wir fast immer dem Patienten den wichtigsten Teil der Behandlung überlassen müssen. Eine Unterbrechung des Berufs möchten sich die meisten Patienten bei der Gonorrhöe nicht gefallen lassen. Es bleibt nichts anderes übrig als eine ambulatorische Behandlung, bei der die Patienten selbst die Injektion vornehmen. Dadurch entzieht es sich aber vollständig unserer Kontrolle, ob die Einspritzung häufig genug vorgenommen wird, ob die injizierte Masse lange genug retiniert, und schließlich ob die Prozedur unter allen Kautelen der Asepsis vorgenommen wird. Ärztliche Vorschriften werden ja selten strikt befolgt. Im besonderen Maße gilt dies beim Tripper, der meist geheim gehalten wird. Darum kann die Unregelmäßigkeit der Injektionen, sowie die Unsauberkeit des Patienten alle ärztliche Umsicht zuschanden machen.

Es ist nicht zu leugnen und auch fast allseitig anerkannt, daß wir den soeben angeführten Nachteilen der Spritzenbehandlung manchen Mißerfolg zu verdanken haben. Darum ist auch vielfach eine Beseitigung der Tripperspritze angestrebt worden. Man versuchte z. B. durch Einblasen desinfizierender Pulver eine längere Einwirkungsdauer zu erzielen. Gegen ein solches Verfahren läßt sich aber einwenden, daß wir einmal die Schleimhaut zu stark reizen, sodann durch Verstopfung der Urethraldrüsen sekretionshemmend wirken. Des weiteren brachte man das Desinficiens, gebunden an Kakaobutter oder andere Fette, in Form von Stäbchen in die Harnröhre. Damit war zwar ein längeres Verweilen des Mittels auf der Harnröhre gewährleistet. Das Einbringen von Fett ist jedoch mit gewissen Nachteilen verbunden. Mit der unlöslichen Salbengrundlage verschmiert man die Urethralschleimhaut und wirkt auf diese Weise ebenfalls sekretionshemmend. Unter der schützenden Fettdecke können die Gonokokken weiter wuchern. Außerdem sind fettige Media einer Tiefenwirkung eher hinderlich als förderlich.

Ein weit besseres Vehikel als Fette ist die Gelatine, die in mannigfachen Modifikationen als Grundlage benutzt wurde. Die von einigen Autoren empfohlenen Anthrophore, mit Schellláck überzogene Drahtspiralen, wurden nach Eintauchen in eine Gelatinelösung von Argentum oder Thallin in die Urethra eingeführt. Der Anwendung dieser Anthrophore ist jedoch, wenigstens bei der akuten Gonorrhöe, zu widerraten; denn der feste Körper, verbunden mit dem meist stark konzentrierten Antiseptikum stellt einen zu intensiven Reiz für die Urethralschleimhaut dar. Viel praktischer ist die von Benario eingeführte Protargol-Gelatine. Damit war schon der wichtigste Schritt zum Ersatz der Tripperspritze getan. Allerdings sind wir bei Anwendung der Gelatine auf einige wenige Antiseptika beschränkt. Die meisten sind in Gelatine leider nicht löslich.

Ein weit besseres Vehikel zur Einführung der Medikamente besitzen wir in der von Casper erfundenen Gleitmasse Katheterpurin. Diese Masse war ursprünglich dazu bestimmt, das Fett zum Schlüpfrigmachen von Kathetern und anderen Instrumenten zu ersetzen. Es ist eine durchsichtige, homogene, dickflüssige und sehr schlüpfrige Substanz, die sich mit allen Antisepticis in beliebigem Verhältnis mischen läßt. Das Katheterpurin erschien mir daher als vorzüglichstes Mittel, mit dem wir eine Dauerwirkung erzielen könnten. Um die mit dem gewählten Medikament gemischte Gleitmasse bequem in die Urethra einführen zu können, ließ ich die Masse in Tuben, nach Art der Zahnpastentuben auffüllen. Ähnlich der Tripperspritze erhielten diese Tuben einen konischen, mit einem abschraubbaren Deckel versehenen Ansatz. Diese unter dem Namen „Tubogonal" käuflichen Tuben sind sehr leicht zu handhaben. In einer Arbeit aus meiner Poliklinik beschreibt Dr. Grave[1]) die Injektionstechnik mit folgenden Worten: „Der von Sekret äußerlich gereinigte Penis wird, nachdem das Präputium zurückgeschoben worden ist, mit drittem und viertem Finger der linken Hand vorgezogen, dann wird mit der rechten Hand die Tube mit ihrer konischen Spitze in das Orificium eingelegt und durch Druck auf das Tubenende etwas Inhalt in die Urethra ausgedrückt. Sodann wird die Tube abgesetzt, während das

---

[1]) Folia urologica 1911, Bd. VI.

Orificium mit dem ersten und zweiten Finger der linken Hand zugehalten wird und die rechte Hand die untere Seite des Penis durch sanftes Streichen zwecks besserer Verbreitung der injizierten Masse massiert. Nach vom Arzt bestimmter Zeit wird das Orificium externum von der linken Hand wieder losgelassen und es fließt etwas von der eingespritzten Flüssigkeit auf einen davorgehaltenen Wattebausch aus, worauf mit einem reinen Wattebausch, der durch einen Gummiring um den Penis befestigt wird, der Penis bedeckt und somit Kleider und Wäsche geschont werden. Aus dieser Beschreibung des Verfahrens ist ja auch gleich zu ersehen, welche Vorteile es darbietet:

1. Das Verfahren ist so einfach, daß es nur ein- bis zweimal der Anleitung resp. Kontrolle des behandelnden Arztes bedarf, damit die Patienten sich der Tube richtig bedienen.

2. Durch das sanfte Einfließen des Tubeninhaltes wird jede Druckwirkung, die ja, wie angenommen wird, Epididymitis, Prostatitis und Spermatocystitis zur Folge haben könnte, vermieden. Auch Cowperitis und paraurethrale Abszesse, wie sie ja gelegentlich durch Verstopfung von Krypten und Ausführungsgängen bei der Anwendung fettiger Injektionsmassen vorkommen, werden bei der Tubenbehandlung vermieden, da das Katheterpurin in Wasser löslich ist und somit nicht verstopfend wirken kann. Im Gegenteil, durch seine schlüpfrigen, wasserlöslichen, physikalischen Eigenschaften hat es einen großen prinzipiellen Vorzug gegenüber den mit Spritze eingeführten — flüssigen — wässerigen Mittel: Es wird nach der Injektion nicht ganz aus der Harnröhre ausgeschieden, und der zurückbleibende Teil übt spezifische Dauer- und Tiefenwirkung auf die Urethralschleimhaut aus. Der Einwand, daß die Tubogonalbehandlung keine genügende Reinigung der Harnwege nach sich zieht, fällt dadurch, daß vor jeder Einspritzung eine Miktion stattfindet und somit durch den Urin die Harnröhrenschleimhaut von dem auf ihr liegenden Sekret befreit wird.

3. Durch Befragen der früher mit Spritzen, jetzt mit Tubogonal behandelten Patienten habe ich in allen Fällen eine

große Befriedigung der Kranken feststellen können, da sich das Tubenverfahren technisch leichter ausführen, streng präzis und regelmäßig, selbst in ungünstigen Lebenslagen und Verhältnissen durchführen ließ. Speziell Patienten, die Tubogonal auf der Reise gebrauchten, wo ja die Spritzenbehandlung früher undurchführbar war, sprachen besonders ihre Anerkennung über die Tubenmethode aus."

Es erübrigt sich hinzuzufügen, daß die Tubogonalmethode die Applikation jedes beliebigen Mittels in jeglicher Konzentration gestattet. Wir können also sowohl organische Silbersalze, als auch die reinen Antiseptika oder Adstringentien in Tubogonalform verordnen. Seit mehr als drei Jahren hat keiner meiner Kranken eine Gonorrhöespritze mehr im Gebrauch. Die klinischen Erfolge waren stets gut; in den meisten Fällen wurde die Behandlungsdauer dadurch wesentlich abgekürzt und nur äußerst selten traten die früher so häufigen, oben bereits angedeuteten Komplikationen auf.

Wenn das Tubenverfahren sicherlich auch noch verbesserungsfähig ist, so bin ich doch überzeugt, daß wir mit Recht nunmehr die Gonorrhöespritze als veraltet aus unserem therapeutischen Arsenal entfernen können. Dadurch aber, daß die Nachteile der Spritze fortfallen, wird es uns möglich sein, die lokale Behandlung der Gonorrhöe immer mehr zu vervollkommnen.

Von einer vollständigen Aufzählung aller in der Gonorrhöebehandlung versuchten Medikamente nehme ich Abstand, da ich bereits wiederholt darauf hingewiesen habe, daß es weniger auf das Was als auf das Wie ankommt.

Ich wiederhole nur nochmals folgendes:

Als allgemeine Regel für die Anwendung der lokal wirkenden Mittel muß gelten, daß die Antiseptika niemals in einer Konzentration appliziert werden dürfen, in der sie die katarrhalische Reizung verschlimmern. Stärkere Konzentrationen kommen nur bei der zum Schluß dieses Kapitels zu erörternden Abortivkur in Frage. Im übrigen müssen wir uns vor Augen halten, daß die entzündete Schleimhaut an und für sich einen guten Nährboden für die Gonokokken darstellt. Reizen wir aber die akut entzündete Mucosa noch mehr durch kaustisch wirkende Konzentrationen, so schaffen wir noch bessere Bedingungen für das Wuchern der Keime. Halten wir uns daher an den Grundsatz, energisch wirkende Antiseptika und stärkere Konzentrationen zu vermeiden. Ein weiterer Vorzug der Tubogonalbehandlung scheint mir darin zu liegen, daß die mit der Gleitmasse vermischten Antiseptika eine mildere Wirkung ausüben, als die injizierten wässerigen Lösungen. Für die Behandlung der akuten Stadien der Endzündung ist es auch von Wert, daß wir eine adstringierende Wirkung auf die Schleimhaut tunlichst einschränken. Zweck der Behandlung des floriden Katarrhs ist ja möglichste Entfernung der erreichbaren Keime und Unterstützung der in der Schleimhaut stattfindenden Prozesse zur Bekämpfung der Infektion. Durch Adstringentien würden wir die Hyperämie der Gewebe beseitigen. Die Folge davon wäre, daß die Leukocyten nicht imstande wären, Massen von Gonokokken aus der Tiefe nach außen zu schwemmen.

Zur Bekämpfung der Entzündung, zur Einschränkung der Sekretion schreiten wir erst dann, wenn das Sekret aufhört eitrig sein. Dann können wir zu adstringierenden Antisepticis greifen, um zunächst einmal die oberflächlich liegenden Gonokokken zu töten. Erst im letzten Stadium der akuten Gonorrhöe, also nach vollkommenem Vorschwinden der Kokken sind reine Adstringentien am Platze.

b) Innere Behandlung der akuten gonorrhoischen Urethritis.

Aus den allgemeinen Prinzipien der lokalen antibakteriellen Behandlung werden wir wohl die Erkenntnis gewinnen, daß eine gründliche Sterilisierung der Schleimhaut nicht streng durchgeführt werden kann, ohne den Patienten zu schädigen. Keine Modifikation der äußeren Therapie wird jemals in dieser Hinsicht Vollkommenes leisten. Diese Erkenntnis hat viele Ärzte veranlaßt, neben der direkten Applikation antibakterieller Mittel auch eine innere Behandlung der Gonorrhöe durchzuführen. Vielfach hat man sogar die äußere Therapie ganz aufgegeben. Dies muß als verfehlt bezeichnet werden, denn mit innerlichen Mitteln werden wir noch weniger als direkt Katarrh und Infektion bekämpfen können. Irrig ist es aber auch, den Gebrauch interner Medikamente zu unterschätzen oder gar zu verwerfen. Es kann gar nicht bezweifelt werden, daß wir durch Darreichung gewisser Substanzen per os eine gewisse Sterilisierung der Harnwege und eine Reizmilderung zuwege bringen können. Darum muß die interne Therapie der Gonorrhöe als wichtiges, in vielen Fällen unentbehrliches Adjuvans betrachtet werden. Notwendig wird sie dann, wenn wegen starker Reizerscheinungen die lokale Anwendung von Adstringentien oder Antisepticis kontraindiziert ist. Auch wenn irgendwelche Komplikationen der Gonorrhöe die lokale Behandlung verbieten, sind innere Mittel am Platze. Man sollte niemals einen floriden Katarrh unbehandelt bestehen lassen, und können wir von außen nicht an die Schleimhaut heran, so müssen wir wenigstens den indirekten Weg per os versuchen.

Was können wir nun auf internem Wege erreichen? Es stehen uns hier drei Gruppen von Medikamenten zur Verfügung, mit denen wir die Reizerscheinungen, das Brennen und Jucken, wie die Schmerzen bei der Miktion beseitigen können:

1. die Balsamika;
2. die innere Antiseptika;
3. die Diuretika.

Den ersten Rang unter den inneren Mitteln der Gonorrhöebehandlung nehmen die Balsamika ein, von denen das Oleum Santali, der Kopaivabalsam und die Kawa-Kawa am gebräuchlichsten sind.

Diese Mittel gelangen als Harzsäuren im Harn zur Ausscheidung; ihre Wirkung auf die Harnwege, speziell auf die Harnröhrenschleimhaut ist im wesentlichen eine adstringierende, während die rein antiseptische Wirkung, wenn überhaupt, so nur in ganz minimaler Weise in Betracht kommt. Durch die Alteration des Harns vermögen die Balsamika die Miktion schmerzloser zu gestalten, und gerade hierin liegt der Hauptwert dieser Medikation.

Die Mittel der zweiten Gruppe, die sogenannten inneren Antiseptika, als deren Paradigmata ich das Hexamethylentetramin sowie die Salizylpräparate nenne, wirken rein antibakteriell, sie vermögen im Gegensatz zu den Balsamicis den Harn und die Harnwege zu sterilisieren.

Die Diuretika schließlich wirken, wie ihr Name schon sagt, diluierend. Indem sie eine Vermehrung der Harnabsonderung bedingen, wird der Harn salzärmer und die Miktion für den Kranken schmerzloser. Am wertvollsten von den vielen Diureticis sind für die Gonorrhöetherapie die diuretischen Thees, und zwar in erster Reihe die Folia Bucco.

Es ist nun klar, daß jeder der eben genannten drei Gruppen von Medikamenten ganz bestimmte Wirkungen zu eigen sind, die den anderen beiden Gruppen fehlen. Die spezifischen Eigenschaften des Balsamikums würden wir also bei Ordination eines Diuretikums oder eines innerlichen Antiseptikums entbehren müssen oder umgekehrt. Denn in unserem Arzneischatz gibt es leider keine Substanz, die alle oben gekennzeichneten, für eine rationelle innere Behandlung erwünschten Eigenschaften in sich vereinigte. Es gibt kein einheitliches Präparat, das zugleich reizmildernd, bakterizid und diuretisch in gleichem Maße wirkte. Ich versuchte daher, mir ein inneres Antigonorrhoikum durch Kombination einiger uns in den verschiedenen genannten drei Gruppen stehenden Mitteln zu schaffen.

Dabei leitete mich aber noch ein anderer Gesichtspunkt der in der modernen Heilkunde immer größere Bedeutung erlangt. Durch die Forschungen Ehrlichs ist unsere Anschauung von der pharmakodynamischen Wirkung der Drogen modifiziert und verändert worden. Wir wissen heute, daß jede wirksame Substanz ihren bestimmten Angriffspunkt an der lebenden Zelle hat. Es hat sich nun aber die merkwürdige Tatsache herausgestellt, daß bei gleichzeitiger Einwirkung zweier chemischer Körper nicht einfach eine Summierung der betreffenden Wirkungen eintritt. Vielmehr kann der physiologische Effekt einer Substanz bei Kombination mit einer andersartig wirkenden verstärkt werden. Bürgi[1]) hat neuerdings in diesem Sinne wichtige Resultate veröffentlicht.

Durch Kombination von Skopolamin mit Morphin, von Extrakt. Hyoscyami mit Extract. Belladonnae, von Brom und Narkoticis gelingt es, die Wirkung der einzelnen Komponenten erheblich zu potenzieren. Bürgi fand ein ganz gesetzmäßiges Verhalten in dem Sinne, daß zwei Arzneien mit pharmako-

---

[1]) Z. f. Balneologie, Klimatologie III, Nr. 14.

logisch verschiedenem Angriffspunkt eine Potenzierung in ihrer Einzelwirkung erfahren. Wie für die Narkotika, so konnte er auch für die Diuretika den Wert der Kombination nachweisen. Während beispielsweise Koffein und Theocin, die derselben Gruppe angehören, nur eine Addition ihrer Effekte geben, wird durch Kombination von Magnesium sulfuricum mit Koffein eine potenzierte Wirkung erzielt. Der große Wert dieser Tatsache liegt darin, daß wir bei Kombination mehrerer Drogen mit minimalen Dosen das gleiche oder mehr erzielen, als in der Einzelverordnung mit hohen Dosen. Die Droge muß wohl durch Verbindung mit einer heterogenen Substanz in ihrer pharmakodynamischen Wirkung quantitativ und qualitativ beeinflußt werden. Darum finden wir, worauf auch Ehrlich hinweist, in der Rezeptur der alten Ärzte eine besondere Vorliebe für lange Kombinationsrezepte, die unzweifelhaft einer durch praktische Erfahrungen geschärften Beobachtungsgabe entsprungen ist. In diesem Gedankengange habe ich auch in der spezifischen Behandlung der Nierentuberkulose das Tuberkulin mit dem Chinin kombiniert und mich von dem Wert einer solchen Kombinationstherapie vielfach überzeugt.

Von dem gleichen Gesichtspunkt ausgehend, habe ich in den **Buccosperinkapseln** eine Kombination von Diuretikum, Balsamikum und Antiseptikum geschaffen, mit der wir den Verlauf der Gonorrhöe äußerst günstig beeinflussen können.

Bei der Wahl der einzelnen Komponenten war ich darauf bedacht, mir aus jeder der drei Gruppen gerade den Repräsentanten zu wählen, der möglichst frei von schädlichen Nebenwirkungen wäre. Am schwierigsten war die Wahl eines geeigneten Balsamikums, obwohl an diesen kein Mangel ist. Kopaivabalsam, Extr. Pichi, Ol. Santali, Terpentinöl, Kawa-Kawa usw. wurden in der verschiedensten Form, aber mit zweifelhaftem Erfolg verabreicht. Ganz ohne Grund erfreuten sich ja die Balsamika nicht des Rufes, reizmildernd bei der Gonorrhöe zu wirken. Aber ihr Gebrauch war von so lästigen Nebenerscheinungen begleitet, daß man sie nicht auf die Dauer geben konnte. Fast alle Balsamika verursachen Übelkeit, Aufstoßen, Magendrücken und Erbrechen. Von dem vielfach sehr geschätzten Sandelöl steht es fest, daß Nierenreizungen infolge seines Gebrauches auftreten können. Meiner Erfahrung nach, und auch nach Berichten in der Literatur, werden nach dem Gebrauch von Sandelöl Schmerzen in der Nierengegend angegeben und zuweilen ist Albuminurie festzustellen. Selbst die gereinigten Sandelöle und deren Derivate sind nicht frei von diesen Nebenwirkungen. Auch ernstere Störungen sind als Folge von Sandelölgebrauch festgestellt worden. Nach Lessers und Martinecks Beobachtungen ist zuweilen ein schwerer Urobilinikterus auf die Wirkung des Sandelöls zurückzuführen. Martineck beobachtete eine derartige Intoxikation mit Urobilinikterus, Nierenentzündung und Milzschwellung bei einem Patienten, der längere Zeit hindurch Sandelöl eingenommen hatte. Das Sandelöl soll hier hämolytisch gewirkt und das Leberparenchym geschädigt haben. Auch von Seifert wird eine ähnliche Beobachtung mitgeteilt. (Würzburger Abhandlungen, 1908, IX.)

Der Kopaivabalsam ist in seinem physiologischen Verhalten im Organismus, sowie in seinen Nebenerscheinungen wesentlich vom Sandelöl verschieden. In eigenen Versuchen[1]) habe ich mich schon vor Jahren überzeugt, daß die Ausscheidung beider Balsamika durch den Harn bemerkenswerte Unterschiede zeigt. Beachtet man nach Verabreichung gleicher Dosis und unter denselben Bedingungen die zeitlichen Verhältnisse der Elimination, so bemerkt man eine größere Intensität der Ausscheidung von Harzsäuren beim Sandelöl als beim Kopaivabalsam. Ich schenkte dieser Erscheinung meine Aufmerksamkeit und kam durch meine Versuche zu dem Schluß, daß der Kopaivabalsam viel langsamer zersetzt wird. Noch mehrere Tage nach dem Einnehmen desselben findet man eine charakteristische Reaktion im Harn auf Zusatz von Mineralsäuren. Fügen wir Salpetersäure oder Salzsäure zum Urin von Patienten, die Harzsäuren ausscheiden, so entsteht ein weißer, flockiger Niederschlag, der nicht mit einer Eiweißausfällung verwechselt werden darf. In Chloroform und Äther ist der Niederschlag löslich. Wenn die Elimination des Kopaivabalsams sehr langsam erfolgt, so kann man annehmen, daß er viel milder wirkt als das Sandelöl, das durch eine intensivere Ausscheidung von Harzsäuren einen stärkeren Reiz bedingt. Wahrscheinlich beruht also die mildere Wirkung des Kopaivabalsams, die auch Mickley[2]) hervor-

---

[1]) K a r o, Archiv für experimentelle Pharmakol. 1901, Nr. 46.
[2]) Charité-Annalen 1910, Bd. 34.

hebt, auf einer langsameren Zersetzung im Organismus. Leider
ist aber auch der Kopaivabalsam nicht ganz frei von Nebenwirkungen auf die Magenschleimhaut. Wie bei allen Balsamicis
treten auch hier Reizerscheinungen von seiten des Magens auf,
und außerdem leiden die Patienten unter dem charakteristischen
Geruch aus dem Munde. Um mir nun dieses Balsamikum für
die Buccosperinkapseln zu erhalten, nahmen wir für unser Kom-
binationspräparat die erst im Dünndarm löslichen Kapseln.
Selbst bei Hyperacididät gehen diese Kapseln vollkommen intakt in den Darm. Erst hier werden sie von den alkalischen
Darmsäften gelöst. Wie zahlreiche einwandfreie Beobachtungen
gelehrt haben, passieren diese Kapseln aber auch nicht unge-
löst den Darm. Wir sind also sicher, daß das Mittel wirklich
im Darm zur Resorption gelangt. Diese Anwendungsweise des
Balsamikums eliminiert nun alle üblen Nebenwirkungen. Da
der Kopaivabalsam nicht frühzeitig im Magen zersetzt wird,
gelangt er durch langsame Resorption vom Darme aus in die
Zirkulation. Die Ausscheidung durch die Nieren findet ganz
allmählich statt, und daraus erklärt sich die eminent milde
Wirkung des Kopaivabalsams.

In oben angeführtem Sinne der Kombination ist nun in den
Buccosperinkapseln der Kopaivabalsam kombiniert mit einem
Diuretikum, und zwar mit den seit alters her geschätzten
Folia Bucco. Um dieses Diuretikum in möglichst wirksamer
Form den Buccosperinkapseln einzuverleiben, wurde ein im
Vakuum hergestellter Buccoextrakt gewählt, der den gebräuchlichen Infus und die Tinkturen an pharmakodynamischer Wirkung bei weitem übertrifft. Zur Erhöhung des therapeutischen
Effektes wurden nun ferner mit dem Balsamikum und Diuretikum zwei Repräsentanten der inneren Antiseptika im Buccosperin vereint, und zwar Hexamethylentetramin nebst Acid. salicyl.
in geringen Dosen. Das Hexamethylentetramin ist von den
Urologen als das wirklich herrschende innere Antiseptikum anerkannt. Kein anderes Mittel wirkt so vorzüglich harnsäure-
lösend und bakterizid. Kein anderes Mittel beseitigt so prompt
die ammoniakalische Gärung.

Dieses auf rein theoretischen Erwägungen aufgebaute Kom-
binationspräparat hat sich mir nun in der Praxis glänzend bewährt.
Jedenfalls sind die über Buccosperinkapseln bisher gesammelten

Erfahrungen so günstig, daß ich keine Gonorrhöebehandlung mehr ohne dieselben durchführe. Von allen meinen Patienten werden die Kapseln gern genommen. Über Aufstoßen, Übelkeit und ähnliche Beschwerden wird nie geklagt, der beste Beweis dafür, daß die Kapseln nicht im Magen gelöst werden. Ich habe mich auch bei vielen meiner Patienten davon überzeugt, daß das Mittel im Darm resorbiert wird. Der Urin zeigt nach dem Einnehmen der Kapseln stets die von mir früher (Arch. f. experim. Pathol. u. Pharmakol. 1901, S. 242) mitgeteilte Kopaivareaktion (Rotfärbung nach Schütteln des Urins mit konzentrierter Salzsäure. Nierenreizungen haben wir niemals beobachtet. Auch Frankl[1]) hat an poliklinischem Material und in Privatfällen viele Tausende von Buccosperinkapseln verordnet, ohne eine einzige Klage über Belästigungen von seiten des Magens zu hören. Frankl betont besonders, daß die gute Wirkung der Buccosperinkapseln namentlich bei solchen Patienten hervortrat, die den Gebrauch anderer innerer Antigonorrhoika wegen lästiger Beschwerden aufgeben mußten.

Ganz besonders bewährten sich die Kapseln bei akuter Cystitis colli und bei der Urethritis posterior, eine Beobachtung, die auch Grave (l. c.) hervorhebt.

„Niemals habe ich eine Klage über Aufstoßen oder andere Magenbeschwerden gehört, ebensowenig habe ich jemals eine unangenehme Wirkung auf die Nieren beobachtet. Das Material, das mir zur Beobachtung zur Verfügung stand, erstreckte sich auch auf mannigfache nicht gonorrhoische Affektionen der Blase und Nieren. Überall konnte ich die prompte Wirkung konstatieren. Bemerken möchte ich, daß Patienten, die früher Balsamika nicht vertragen konnten, die Buccosperinkapseln ohne jede Störung nehmen konnten. Als besonders geschätzten therapeutischen Erfolg priesen die Patienten mit akuter Cystitis colli das Aufhören von vorher oft unerträglichen Miktionsschmerzen. Setzte man in solchen Fällen experimenti causa das Buccosperin wieder aus, so traten regelmäßig die Schmerzen wieder auf, um nach abermaliger Buccosperinverordnung wieder zu verschwinden. Um mich von dem Fehlen der Nierenreizung zu überzeugen, habe ich den Urin solcher Patienten auf Eiweiß geprüft und niemals Albumen gefunden. Die Ausscheidung des

---

[1]) Berl. Klin. Wochenschr. 1911. Nr. 13.

Kopaivabalsams wurde von mir in allen Fällen durch die Kopaivareaktion als positiv festgestellt. Bei diesen Experimenten hat sich auch feststellen lassen, daß das Auftreten der Harzsäureringe bei der Hellerschen Probe eine viel weniger empfindliche Reaktion ist, da sie nur bei größeren Dosen von Kopaivabalsam auftritt. Sie fehlt oft in denjenigen Fällen, wo die Kopaivarotreaktion noch positiv ist.‘‘

c) Hygienische und diätische Behandlung.

An einer irrationellen Lebensweise während der Gonorrhöe kann auch die beste Therapie scheitern. Da aber gerade beim Tripper am meisten gegen hygienische und diätetische Vorschriften verstoßen wird, ist es nötig, diese dem Patienten besonders ans Herz zu legen und die Gefahren zu betonen, die eine Vernachlässigung allgemeiner Maßnahmen mit sich bringt. Vor allem ist die peinlichste Sauberkeit geboten, da sonst eine Übertragung der Gonorrhöe auf andere Personen, sowie auch auf andere Schleimhautflächen des Patienten selbst statthaben kann. Darum hat sich der Patient nach jeder Berührung des Gliedes sorgfältig zu waschen und vor allem die Berührung der Augenlider zu vermeiden. Sehr ratsam ist häufiges Baden, Wechseln der Bett- und Leibwäsche, Einpacken des Gliedes in Watte oder absorbierenden Mull.

Eine Einstellung jeder beruflichen Tätigkeit und absolute Ruhe wären dem Patienten äußerst förderlich, doch ist dies aus sozialen Gründen leider nicht durchführbar. Man soll aber wenigstens alle stärkeren Körperbewegungen, sportliche Leistungen aller Art, Radfahren, Reiten, Laufen unterlassen und recht oft in liegender Stellung verharren.

Der Koitus ist natürlich schon aus ethischen und rechtlichen Gründen untersagt. Abgesehen davon aber bedeutet jede geschlechtliche Erregung eine Verschlimmerung des Zustandes. Darum halte der Patient alle sexuell erregenden Dinge von sich fern. Ebenso muß alles getan werden, um die Hyperämie in den Genitalien abzuschwächen. Der Patient soll auf möglichst harter Unterlage schlafen und sich nicht warm zudecken. Alle Getränke, die irritierend wirken könnten, müssen vermieden werden. Der Genuß von Alkohol in jeglicher Form ist strengstens zu verbieten. Ich halte es für falsch, den Kranken hierin irgendwelche Konzessionen zu machen, vielmehr schließe ich mich hierin vollkommen Posner an, der in dieser Frage ein „Principiis obsta" vertritt. Für unbedenklich halte ich hingegen alle Mineralwässer; es liegt meiner Meinung nach kein Grund vor, kohlensäurehaltige Wässer zu verbieten.

Die Diät sei möglichst bland und leicht verdaulich. Alle stark gewürzten, sauren und blähenden Speisen sind untersagt, ebenso die schweren Mahlzeiten kurz vor dem Zubettgehen. Als Getränke wähle der Patient Milch, Limonade, schwachen Kaffee und Tee. Es ist nicht nötig, wie manche Autoren es wollen, die Zufuhr von Flüssigkeiten einzuschränken. Ganz im Gegenteil können größere Mengen von Getränken nur nützlich sein, indem dadurch die Harnwege gründlich durchspült werden. Wenn behauptet wird, daß dies einen zu starken Reiz für die entzündete Urethralschleimhaut darstelle, so ist dies zum Teil richtig. Für den Patienten ist die Miktion gewiß nicht angenehm; je verdünnter, also salzarmer aber der Harn ist, desto weniger schmerzhaft wird für den Kranken die Miktion.

Weit wichtiger aber ist es für uns, die Urethra durch häufige Miktionen durchspülen zu lassen, weil wir damit große Sekretmengen beseitigen, ohne den Kranken erheblich zu belästigen. Es ist also angezeigt, eine milde Diurese durchzuführen; von Medikamenten wirkt in dieser Hinsicht neben den bereits bei der internen Therapie besprochenen Buccosperinkapseln besonders günstig das Sperminum Poehl, und zwar am besten in der Form der Essentia Spermini, von der man täglich dreimal 30 Tropfen in Fachinger- oder in Vichy-Wasser trinken läßt. In dem Spermin, auf das ich bei Besprechung der chronischen Gonorrhöe noch ausführlicher zurückkommen werde, bietet sich uns ein vortreffliches Tonikum, das ich prinzipiell in all den Fällen von Gonorrhöe ordiniere, in denen das Allgemeinbefinden stark in Mitleidenschaft gezogen ist, sowie namentlich in den gar nicht so seltenen Fällen von psychischer Alteration bei schwerer Neurasthenia sexualis. Jedem Praktiker sind ja solche Fälle bekannt, die geradezu bedrohliche Symptome im oben angedeuteten Sinne zeigen: neben allen möglichen neuralgischen Schmerzen tiefe Depressionen, niedergeschlagenes scheues Wesen, ja sogar Selbstmordideen. Solche Fälle erfordern die ganze Willensstärke des Arztes, um eine Abwendung dieser mit der Krankheit kausal zusamenhängenden und sie im ungünstigsten Sinne beeinflussenden Zustände zu veranlassen. Gerade derartige Kranke reagieren auf Spermin in günstigster Weise. Da wir das Spermin stets in größeren Mengen Fachinger-Wasser, nehmen lassen, erreichen wir, abgesehen von der tonisierenden Wirkung, eine gründliche Durchspülung des Harntraktus.

Nur in den sehr seltenen Fällen mit exzessiv gereizter Schleimhaut und sehr schmerzhaften Miktionen gebietet sich die Einschränkung der Flüssigkeitszufuhr von selbst.

d) Die kombinierte Behandlung der Gonorrhöe.

Die akute gonorrhoische Urethritis tritt in so vielen graduellen Abstufungen auf, daß man ein für alle Fälle gültiges Behandlungsschema nicht aufstellen kann. Ob wir mehr Gewicht auf die äußere oder auf die innere Therapie legen, oder zeitweise eine von beiden aussetzen sollen, ob wir vorwiegend antiseptisch oder mehr adstringierend vorgehen und welche Mittel wir wählen sollen, dafür lassen sich keine bindenden Regeln aufstellen. Jedem Praktiker wird sich allmählich mit dem Wachsen an Erfahrung eine bestimmte Routine ergeben. Ich möchte hier nur den Gang der Behandlung für die typischen Fälle darlegen und die Prinzipien anführen, zu denen ich in eigener Praxis gelangt bin.

Die meisten Patienten suchen uns im Anfangsstadium der akuten Entzündung auf. Die subjektiven Beschwerden sind noch unerheblich, die Sekretion nicht sehr profus, doch ziemlich reich an Gonokokken und eitrig. Solche Fälle mit mäßiger katarrhalischer Reizung werden sogleich mit Silbersalzen behandelt. Wir verordnen mit Albargin, Protargol oder Ichthargan gefüllte Tubogonaltuben. Das Albargin scheint mir das mildeste dieser Silberpräparate zu sein. Der Patient injiziert aus der Tube 3—4mal täglich ein Quantum des Gleitmittels mit dem Silbersalz in die Urethra. Wir weisen ihn an, nach der Injektion die Masse durch leichtes Streichen an der Unterseite des Penis gleichmäßig zu verteilen. Gleichzeitig nimmt der

Patient 6—8 Buccosperinkapseln im Laufe des Tages. Wird unter dieser Behandlung die Sekretion sehr stark und die Schleimhaut zu reizbar, d. h. wird die Miktion schmerzhafter, dann empfiehlt sich das milde Antiseptikum Thallinum sulfuric. In dem Grade, wie die Sekretion und die subjektiven Beschwerden nachlassen, werden wieder, solange noch Gonokokken im Sekret nachweisbar sind, die Silbersalze, wie Albargin, injiziert. Erst wenn keine Gonokokken mehr gefunden werden, kommen die reinen Adstringentien, wie Zinc. sulf. oder Plumbum aceticum in Anwendung. Bei rationeller Lebensweise des Patienten wird diese Behandlung in den meisten Fällen zum Ziele führen. Ja, man kann wohl behaupten, daß bei rechtzeitigem Beginn der Behandlung in diesen subakuten Fällen Komplikationen sich vermeiden lassen. Es kann vorkommen, daß ein Silbersalz die Reizerscheinungen verstärkt. Dann empfiehlt es sich, eine andere Silberverbindung zu wählen, oder, wenn auch dieses zu starker Reizung führt, nur Thallin zu geben.

Im floriden Stadium müssen wir ganz anders verfahren. Hier soll man durchaus reizlos vorgehen, zwar Antiseptika anwenden, doch vor allem die Sekretion beschränken. In solchen Fällen habe ich mit Thallinum sulfuricum die besten Resultate erzielt. Das eitrige Sekret wurde bald in ein dünnflüssigschleimiges verwandelt. Die Tubeninjektion wurde ohne Beschwerden ertragen. In einigen Tagen hat man dann den Patienten so weit, daß die schweren Entzündungserscheinungen nachgelassen haben. Nun können wir zur antiseptischen Behandlung mit Silbersalzen übergehen und ähnlich wie bei den subakuten Fällen verfahren. Auch hier unterstützen wir die Therapie durch innerliche Darreichung von Buccosperinkapseln. Bei dieser konsequent durchgeführten kombinierten Behandlung haben wir auch die schwersten Urethritiden glatt heilen sehen und nur selten Komplikationen erlebt.

e) Behandlung der akuten Urethritis posterior.

Für die Behandlung der akuten Gonorrhöe der hinteren Harnröhre gelten dieselben allgemeinen Vorschriften, wie für die Urethritis anterior. Nur ist hier noch weit größerer Nachdruck auf möglichste Ruhe zu legen, sowie auch auf strikte

Befolgung aller hygienischen und diätetischen Vorschriften.
Die Gefahr einer Entstehung von Komplikationen ist nun sehr
groß, und uns erwächst die Aufgabe ihr zu begegnen. Da die
subjektiven Beschwerden hier im Vordergrunde stehen, beansprucht die innere Behandlung den breiteren Raum. In der
weitaus größten Zahl der Fälle nehmen wir ganz Abstand von
einer lokalen Beeinflussung des Prozesses.

Bei dem gewöhnlich sehr heftigen Harndrang empfiehlt
sich mitunter absolute Bettruhe. Ein gutes Mittel zur Bekämpfung des Tenesums sind prolongierte warme Sitzbäder
(39—40° C). Sie wirken auch sonst wohltätig auf den Prozeß
ein. Um die subjektiven Beschwerden zu lindern, verordnen
wir ein Narkotikum, etwa:

       Pyramidon   0,25
       Heroini   0,008—0,01
       Butyr. Cacao 2,0
   M. f. Suppos.

In jedem Falle geben wir Buccosperinkapseln, die uns gerade
hier von großem Nutzen sind. Der Harndrang läßt nach, die
Miktionen werden weniger schmerzhaft, und die Urethritis
posterior heilt unter der ausschließlich inneren Behandlung in
10—12 Tagen.

Es kann vorkommen, daß zu Beginn jeder Miktion ein
Krampf des Sphinkter die vollständige Harnentleerung unmöglich macht. Den Katheterismus soll man bei solcher Harnverhaltung tunlichst vermeiden. Man wird auch kaum zur Einführung eines Katheters gezwungen sein, denn meistens können
wir durch ein warmes Sitzbad den Spasmus lösen. Bei hartnäckiger Verhaltung geben wir ein Narkotikum. Ähnlich verfahren wir gegenüber den terminalen Hämaturien. Bei be-
stehendem Harndrang entleert der Patient nicht selten gegen
Ende der Miktion etwas Blut. Es empfiehlt sich auch hier
neben warmen Sitzbädern Suppositorien von Pyramidon und
Heroin sowie innerlich Buccosperinkapseln zu verabreichen.
Oft bewährt sich in solchen Fällen als interne Medikation
Kalium chloricum in 2% Lösung, etwa alle 3 Stunden ein
Eßlöffel. Dieses Mittel darf freilich nur gegeben werden, wenn
die Nieren des Kranken absolut gesund sind.

Es fragt sich nun, wir wir uns bezüglich der örtlichen Behandlung verhalten sollen. Was zunächst die Pars anterior betrifft, so ist ja bei der Urethritis posterior die Entzündung im vorderen Teile der Harnröhre fast abgeklungen. Es empfiehlt sich daher, die Pars anterior ruhen zu lassen, denn selbst bei der mildesten lokalen Behandlung können wir den Reizzustand der hinteren Harnröhre verstärken. Nach diesem Prinzip verschmähen wir auch jeden örtlichen Eingriff bei der akuten Gonorrhöe der Pars posterior, solange irgendwelche entzündliche Reizung besteht. Selbst die Vertreter einer lokalen Therapie in diesem Zustande geben zu, daß die Verhältnisse hier sehr ungünstig liegen. Man muß nämlich, um die Schleimhaut angreifen zu können, entweder durch Janetsche Spülungen den Widerstand des Sphincter externus überwinden oder letzteren mit Instrumenten passieren, um Instillationen vorzunehmen. Wir verursachen dem Patienten dadurch Schmerzen und verstärken die entzündliche Reizung. Viel besser ist es, die Pars posterior unberührt zu lassen, bis alle akuten Reizerscheinungen abgeklungen sind.

Wir können nunmehr durch Argentum nitricum auf die Schleimhaut der Pars posterior einwirken. Da die Entzündung hier nur oberflächlich und nicht follikulär ist, kommt es uns nicht auf eine besondere Tiefenwirkung an. Darum kommen wir vollkommen mit einer Berieselung durch Argentum nitricum aus. Die Konzentration richtet sich natürlich nach der Stärke der Entzündung und auch nach der Art .der Applikation. Wenn wir Instillationen mit dem Guyonschen Kapillarkatheter oder Ultzmanns Kapillarinjektor vornehmen, so wählt man eine $\frac{1}{2}$—1 °/₀ Lösung. Zu Janetschen Spülungen braucht man erheblich schwächere Lösungen (1 : 3000 bis 1 : 10 000). Sehr zu empfehlen sind auch Kuttnersche Druckspülungen mit Kalium permanganicum (1 : 2000 bis 1 : 5000). Über die Technik dieser Prozeduren wird weiter unten Näheres angegeben.

f) Die Abortivkur der akuten Gonorrhöe.

Unter Abortivkur verstehen wir den Versuch, die Infektion mit spezifischen Mitteln in ihren Anfangsstadien radikal zu kupieren. Dies kann entweder dadurch geschehen, daß man

durch Anwendung starker bakterizider Mittel möglichst alle
Erreger abtötet oder daß man die Schleimhaut derart beeinflußt, daß sie einen schlechten Nährboden abgibt. Beide
Wege stellen ziemlich gewaltsame Eingriffe dar, deren Endeffekt
sehr zweifelhaft ist. Rechtfertigen läßt sich die Abortivkur
überhaupt nur, wenn sie unmittelbar nach stattgehabter Infektion
oder wenigstens vor Ausbruch der eigentlich katarrhalischen
Symptome einsetzt. Nicht viele Patienten aber suchen uns in
so frühen Stadien auf. Für die gewöhnlichen Fälle erscheinen
mir die bisher geübten Methoden der Abortivbehandlung als
äußerst brüske Eingriffe, von denen ich ganz abgekommen bin.
Eine der ältesten Methoden dieser Art ist die Instillation von
$2\,^0/_0$ Silbernitratlösungen in die Urethra mittels der Guyonschen
Tropfenspritze. Sie besteht aus einer Spritze, deren Inhalt
durch langsame Umdrehung des Stempels tropfenweise entleert
werden kann. Ein geknöpfter Kapillarkatheter wird bis zum
Bulbus in die Urethra geführt; dann wird tropfenweise unter
langsamem Zurückziehen des Katheters die ganze Urethra mit
der starken Argentumlösung behandelt. Zu dem gleichen Zweck
kann man sich des Ultzmannschen Instillators bedienen. Modi-
fikationen dieser Silberlösung-Instillationen sind von Welander,
Delefosse und anderen eingeführt worden. Feleki empfiehlt
Auspinselung der Urethra mit Silberlösung. Den günstigen
Berichten stehen so trübe Erfahrungen über diese Abortivkur
gegenüber, daß dieselbe wohl nur noch wenig geübt wird.
Auch die organischen Silberverbindungen vermochten nicht,
die Abortivkur aussichtsreicher zu gestalten. Injektionen von
$2\!-\!4\,^0/_0$ Protargol führten zu Prostatitis, Epididymitis und
Strikturen.

Selbst die Janetsche Methode, die anfangs viele begeisterte
Anhänger fand, hat unsere Erwartungen nicht erfüllt. Das
Prinzip dieser Methode besteht in der Durchspülung der
Urethra ohne Katheter, lediglich durch den hydrostatischen
Druck. Das Janetsche Ansatzstück, ein Glasrohr mit konischem,
auf den Meatus passendem Ende, wird, nach gründlicher Ab-
spülung des Orificiums und der Glans, an den Meatus fest
angelegt. Dann läßt man aus einem Irrigator, zunächst mit
mäßigem Druck, die Lösung in die Pars anterior laufen und
reinigt diese gründlich. Mit etwas stärkerem Druck füllt man

dann die Blase und spült auf diese Weise 1 Liter durch Blase
und Harnröhre. Als Spülflüssigkeit empfiehlt Janet zur Abortivkur Lösungen von Kalium permanganatum (1 : 4000 bis 1 : 1000).
Janet will damit eine seröse Durchtränkung der Schleimhaut
und demzufolge eine Verschlechterung des Nährbodens für die
Gonokokken erzielen. Ohne diese Methode näher kritisieren
zu wollen, sei hier nur bemerkt, daß man leicht starke ödematöse Schwellungen der Mucosa bekommen kann, und daß
auch bei diesem Verfahren die Komplikationen nicht ausbleiben.
Die Methode ist dann von Janet selbst, von Valentine und
anderen modifiziert worden, sie erfreut sich aber doch keiner
allgemeinen Beliebtheit, und dies um so weniger, als sie praktisch
nur schwer durchführbar ist. Die Patienten müssen zum
Zweck der Spülung den Arzt Tag für Tag aufsuchen.

Viel bequemer läßt sich eine Abortivkur mittels der Tubogonal-
methode vornehmen. Man verwendet dazu am besten Tubogonal
mit Protargol oder Albargin in Konzentrationen von 2—5 $^0/_0$.
Die Patienten können die Injektionen selbst ausführen. Durch
Streichen den Penis entlang kann die Masse über die ganze
Urethra verteilt werden, und so, bei dem langen Verweilen des
Mittels auf der Schleimhaut, wird eine gründliche bakterizide
Wirkung ausgeübt. Dabei besteht der Vorteil, daß der kau-
stische Effekt durch das Gleitmittel bedeutend abgeschwächt
wird. Die Patienten nehmen auch bei dieser Abortivkur
Buccosperinkapseln innerlich. Stellen sich stärkere Reiz-
erscheinungen ein, so empfiehlt es sich, die Abortivbehandlung
zu verlassen und in der üblichen Weise vorzugehen.

g) Prophylaxe.

Zur allgemeinen Prophylaxe, d. h. zur Verhütung einer
weiteren Ausbreitung der Gonorrhöe, kann der Arzt dadurch
beitragen, daß er den Patienten nachdrücklich auf die Infektiosität der Krankheit auch noch nach dem Abklingen des
akuten Prozesses aufmerksam macht. Mit der persönlichen
Prophylaxe will man der Infektion vorbeugen. Dies geschieht
wohl noch immer am sichersten durch Benutzung des Kondoms
bei der Kohabitation. Vielfach hat man auch empfohlen, sofort
nach dem Koitus Instillationen von Protargol oder anderen

Silberverbindungen vorzunehmen. Doch beobachtet man nicht selten hiernach irritative Urethritiden. Nach dem Koitus empfiehlt sich stets eine Miktion und sorgfältiges Reinigen des Membrum. Hernach bewährt sich eine Injektion aus einer $5\,^0/_0$ Protargol-Tubogonaltube. Seit Einführung dieser Tuben sehe ich die nach den bisher üblich gewesenen prophylaktischen Instillationen so häufig beobachteten Irritationsurethritiden viel seltener. Auch scheinen mir die Resultate mit diesen Tuben recht gute zu sein.

Komplikationen der akuten Gonorrhöe.

Die Gonorrhöe kann mehr als viele andere Infektionskrankheiten eine große Mannigfaltigkeit von Komplikationen zeigen. Dazu bedarf es nicht einmal eines Chronischwerdens der Infektion. Schon sehr früh können auch andere Teile der äußeren Genitalien befallen werden. Es empfieht sich daher jetzt schon, die meisten dieser Komplikationen und deren Behandlung zu besprechen.

1. Lymphangitis.

Bei sehr schwer einsetzenden Infektionen kann eine Entzündung der Lymphwege des Penis manifest werden. Dicke rote Stränge ziehen um den Penis herum und an ihm entlang. Das Membrum ist ödematös geschwollen, die Haut gerötet. Diese Lymphangitis führt schließlich auch zu einer Infiltration der Inguinaldrüsen.

In diesen Fällen ist unbedingte Bettruhe anzuraten. In der Inguinalgegend sind kalte Umschläge zu applizieren. Gegen die Entzündung der Lymphwege empfehlen sich Umschläge von essigsaurer Tonerde. Die lokale Behandlung ist bis zum Rückgang der foudroyanten Symptome einzustellen. Innerlich erhält der Patient Buccosperinkapseln. Ähnlich behandelt man die Chorda venerea und ödematöse Schwellungen des Gliedes.

2. Balanitis und entzündliche Phimose.

Durch die Ansammlung von gonorrhoischem Sekret vermischt mit Smegma im Präputialsack wird die Vorhaut entzündlich gereizt. Der Patient empfindet ein Jucken und Hitzegefühl in der Eichel. Es treten auch häufige Erektionen auf. Ziehen wir das Präputium zurück, so sehen wir das innere Präputialblatt stellenweise erodiert und mit einem übelriechenden Sekret bedeckt. Die Glans ist ebenfalls erodiert, gerötet und geschwollen, gewöhnlich besonders intensiv am Sulcus coronarius. Schließlich wird bei diesem sog. Eicheltripper die ganze Vorhaut befallen, es entstehen stark schmerzende Fissuren und alle Präputialfalten sind mit dem schmierigen Sekret angefüllt.

Die ödematöse Schwellung des Präputiums und der Glans kann sich nun so weit steigern, daß eine entzündliche Phimose entsteht. Die Vorhaut läßt sich nicht mehr über die Eichel ziehen. Bleibt dieser Zustand sich selbst überlassen, so muß natürlich die Stagnation der eitrigen, jauchigen Massen zur Bildung von Geschwüren führen. Durch die ödematöse Schwellung wird allmählich die Zirkulation im Penis beeinträchtigt, das Glied schwillt unförmig an, und es kann zur Ausbildung einer Gangrän kommen.

Die Diagnose wird uns meist keine Schwierigkeiten bereiten. Ist die Retraktion des Präputiums noch möglich, so ergibt die Inspektion das Bestehen einer Balanitis. Im anderen Falle spülen wir zunächst gründlich allen vorhandenen Eiter ab. Wir erkennen dann durch Druck auf die Eichel, ob der Eiter aus der Harnröhre oder aus dem Präputialsack stammt.

Zur Behandlung haben wir vor allem durch häufige Waschungen das Sekret zu beseitigen. Hierbei raten wir, die Vorhaut stets langsam und vorsichtig zurückzuziehen, um dem Patienten die Schmerzen zu ersparen und Fissuren zu vermeiden. Mittels eines Irrigators berieseln wir dann Vorhaut und Eichel mit einer schwachen Lösung Kaliumpermaganatum oder Borsäure. Dann wird die so gereinigte Gegend getrocknet, ein Stück Watte wird vollständig glatt um die Eichel gelegt und die Vorhaut darübergezogen. Erosionen sind mit Argentum nitricum (0,5 : 10,0) zu bepinseln oder mit Höllensteinstift zu betupfen. Sehr zu empfehlen ist das Bestreuen mit Dermatol oder anderen Streupulvern, wie z. B. Xeroform.

Besteht eine entzündliche Phimose, so ist das Glied ruhig zu stellen. Durch Umschläge mit Bleiwasser oder essigsaurer Tonerde bringt man eine leichtgradige Phimose meist zum Rückgang. Irreparable Phimosen bedürfen eines chirurgischen

Eingriffs. Oft genügen aber auch einzelne kleine Inzisionen in das innere Präputialblatt.

Eine nicht seltene Komplikation der Balanoposthitis ist die Paraphimosis. Sie kommt dadurch zustande, daß die ödematöse Vorhaut gewaltsam über die Eichel gezogen wird. Beim Schlüpfen über den Sulcus coronarius wird das innere Präputialblatt nach außen gequetscht. Die Glans wird dadurch komprimiert, hinter der Corona werden zwei dicke Wülste sichtbar, die beiden extrem geschwollenen Blätter des Präputiums. Hier ist schnelles Handeln vonnöten. Denn bei längerem Bestehen kann es zur Gangrän der dem Druck ausgesetzten Partien kommen. Wir versuchen die Reposition, indem wir mit Zeige- und Mittelfinger den Vorhautwulst festhalten, die vorher mit Vaselin gut eingefettete Eichel mit dem Daumen komprimieren und so die Vorhaut vorwärts drängen. Ist die Reposition nicht möglich, so müssen wir den Präputialring inzidieren. Es ist freilich dann ratsam, gleichzeitig die Phimose zu operieren.

3. Infektion von paraurethralen Gängen.

Die paraurethralen Gänge sind nicht selten vorkommende blindsackartige Einstülpungen an den Labien des Orificium externum urethrae, am Rande der Vorhaut oder im Sulcus coronarius. Daß diese Gänge in die Urethra münden, kommt ziemlich selten vor. Meist bilden sie kaum sichtbare, blind endigende Taschen. Ein solcher Recessus kann leicht gonorrhoisch infiziert werden und lange Zeit hindurch eine Brutstätte von Gonokokken bleiben. Diese extraurethrale Infektion besteht häufig noch lange nach dem Abklingen der Urethritis und gibt sogar Anlaß zu wiederholten Reinfektionen. Durch Druck auf die Glans kann man sich leicht von der Infektion eines paraurethralen Ganges überzeugen. Man sieht in solchem Falle ein Tröpfchen Sekret an der betreffenden Stelle hervorquellen.

Die Beseitignng dieser paraurethralen Gonorrhöe ist eine Grundbedingung für die Heilung des Trippers. Man versucht zunächst, den Gang mit einer feinen Kanüle antiseptisch zu spülen. Läßt sich eine Kanüle leicht einführen, so gelingt es auf diese Weise meist, den Herd zu beseitigen. Zuweilen sind aber die Gänge so eng, daß eine gründliche Ausspülung nicht möglich ist. Janet erweitert in solchen Fällen den Gang von einer Gegenöffnung aus, indem er einen Seidenfaden durchzieht. Praktischer ist die Zerstörung des paraurethralen Ganges mittels der elektrolytischen Nadel.

4. Entzündung der Follikel.

Bei der Palpation der infizierten Harnröhre werden uns häufig harte Knötchen von wechselnder Größe auffallen. Es sind dies die sehr druckempfindlichen follikulären Gebilde der Harnröhre, die schon im fühen Stadium der Gonorrhöe involviert sein können. Meistens macht allerdings die follikuläre Infektion keine besonderen Beschwerden. Wird jedoch der Abfluß des Sekrets durch entzündliche Schwellung oder Verklebung gehemmt, so kommt es zur Bildung von Abszessen oder Cysten. Das perifollikuläre Gewebe ist infiltriert und induriert. In ungünstigen Fällen bricht sich der Eiter nach außen oder in das Lumen der Urethra Bahn. Ähnliche Abszesse entstehen in den Morgagnischen Lakunen und Littréschen Drüsen. Sind die in den Labien des Orificium externum gelegenen Follikel entzündet, so erkennen wir dies an der Rötung und Schwellung der Labien. Wenn wir das Sekret vom Meatus abspülen, die Labien durch Druck zum Klappen bringen und pressen, so können wir bemerken, wie kleine Eitertropfen aus den Mündungen der Follikel austreten. Besonders häufig sind die Follikel in der Fossa navicularis eitrig entzündet.

Die follikulären Abszesse können weiterhin konfluieren, immer mehr in die Tiefe des Gewebes vordringen, schließlich auch die Corpora cavernosa befallen. Meist bildet sich ein umschriebenes Infiltrat, das uns bei der Palpation als größerer harter Knoten imponiert. Dieser erweicht und bahnt sich einen Weg, entweder in die Harnröhre, oder nach außen, oder auch nach beiden Seiten. In letzerem Falle kann eine schwer heilende Fistel entstehen. Am günstigsten ist der Durchbruch nach außen, da in diesem Falle bald eine Heilung durch Granulation erfolgt. Beim Durchbruch nach der Urethra wird das kavernöse Gewebe leicht durch den Harn infiziert, und es kommt zu einer ausgedehnten Entzündung des ganzen Schwellkörpers. Diese Komplikation hat auch meistens ernstere allgemeine Störungen, Fieber, Schüttelfrost, starke Schmerzen im Gefolge. In einzelnen Fällen kann es sogar zu Sepsis und zum Exitus kommen. Die Infektion ist in solchen Fällen gewöhnlich nicht mehr rein gonorrhoisch, vielmehr findet sich eine Mischinfektion mit Streptokokken und Staphylokokken. Glücklicherweise gehören diese Komplikationen zu den Ausnahmen im Krankheitsbilde der Gonorrhöe.

Die entzündliche Beteiligung der Follikel und des periurethralen Gewebes muß früh erkannt und sofort mit größter Sorgfalt behandelt werden. Jede spezifische Therapie wird eingestellt. Wir sorgen für absolute Ruhe, bekämpfen die Entzündung durch kühle Umschläge und beschleunigen die Resorption vielleicht noch durch Applikation von Jodpräparaten. Wenn eine deutliche Fluktuation fühlbar ist, also ein Abszeß vorliegt, ist natürlich eine Eröffnung derselben nach außen indiziert.

5. Die akute Entzündung der Cowperschen Drüsen.

Ist die gonorrhoische Infektion erst bis zum Bulbus vorgedrungen, so besteht die Möglichkeit einer Beteiligung der Glandulae bulbourethrales. Begünstigt wird dies durch Verstöße des Patienten gegen die allgemeinen Vorschriften des Arztes, etwa durch Koitus, durch stärkere Körperbewegungen, aber auch durch nicht sachgemäße Behandlung.

Die Entzündung der Cowperschen Drüse macht sich zunächst durch Schmerzen bei der Miktion, mehr noch bei der Stuhlentleerung bemerkbar. Der Schmerz ist in der Perinealgegend lokalisiert. Daselbst fühlt man auch in der Nähe der Medianlinie einen Knoten von Erbsen- bis Bohnengröße. Die Geschwulst wächst allmählich, wird fluktuierend und bricht nach dem Perineum durch. Meist ist nur eine der Cowperschen Drüsen befallen. Der Durchbruch kann auch hier nach außen, sowie nach der Urethra hin erfolgen und zur Fistelbildung führen. Zu einem so schlimmen Ausgang kommt es selten, da gewöhnlich das periglanduläre Gewebe nicht infiltriert wird. Es tritt dann eine glatte Resorption ein.

Auch hier gilt, wie bei allen Komplikationen der akuten Gonorrhöe, als Hauptregel absolute Ruhe. Gibt der Patient

die charakteristischen Schmerzen am Perineum an, Schwierigkeiten bei der Harnentleerung, die durch Kompression der
Urethra bedingt sind, so sorgen wir für Bettruhe, applizieren
Eisumschläge am Perineum und unterbrechen die lokale Behandlung der Gonorrhöe. Die Infiltrate können wir durch
Applikation von Wärme in irgendeiner Form zur Resorption
zu bringen versuchen. Zweckmäßig sind Thermophore eventuell
in Kombination mit Radiumschlamm. Auch prolongierte warme
Sitzbäder bringen oft wesentliche objektive Besserung. Fieber
und Fluktuation am Perineum verraten uns die Abszeßbildung.
Dann ist der chirurgische Eingriff am Platze.

6. Gonorrhoische Entzündung der Samenblasen.

Durch das Eindringen von Gonokokken in den Ductus
ejaculatorius werden leicht die Samenblasen befallen, und es
kommt zur gonorrhoischen Spermatocystitis. Wie häufig diese
Komplikation vorkommt, läßt sich schwer sagen; sie ist jedenfalls seltener als die Epididymitis oder Prostatitis. Berücksichtigt man, daß nach neueren Untersuchungen die Spermatocystitis symptomenlos verlaufen kann, so dürfte sich allerdings
eine etwas höhere Frequenz ergeben.

Ein ausgesprochenes Symptomenbild läßt sich gar nicht aufstellen, da eine Urethritis posterior oder eine akute Prostatitis
ganz analoge Erscheinungen darbieten. Es bestehen Schmerzen
in der Perinealgegend mit Irradiationen nach der Blase oder
nach dem Kreuzbein. Die Miktionen sind schmerzhaft. Häufig
werden auch Erektionen mit schmerzhaften Ejakulationen angegeben. Das Ejakulat ist nicht selten blutig gefärbt. Bei
schwerer Eiterung wird Temperaturerhöhung beobachtet.

Eine sichere Diagnose läßt sich nur durch den Palpationsbefund bei rektaler Untersuchung und durch die mikroskopische
Untersuchung des exprimierten Samens stellen. Man fühlt die
vergrößerten und druckempfindlichen Samenblasen zwischen
Rektum und Harnblase, oberhalb der Prostata. Da die Spermatocystitis meistens einseitig auftritt, so gibt uns die hochgradige Empfindlichkeit der einen Seite einen Fingerzeig zur
Erkennung des Leidens. Bei beiderseitiger Spermatocystitis
sind die Samenblasen als symmetrische Tumoren beiderseitig

deutlich abzugrenzen. Sehr oft erschwert allerdings die große Empfindlichkeit des Patienten eine ausgiebige Palpation.

Zur Gewinnung des Samens zwecks mikroskopischer Untersuchung muß man zunächst die Prostata exprimieren und eine Miktion vornehmen lassen, um so das Sekret der Prostata und der Urethra zu entfernen. Dann exprimiert man durch Druck auf die Samenblasen den Samen, der auf Eiter und Gonokokken untersucht wird.

Die Entzündung der Samenblasen verläuft gewöhnlich gutartig. Unter dem Rückgang aller Symptome tritt eine Resorption ein. Auch größere Abszesse werden meist spontan resorbiert. Sie können jedoch nach dem Rektum durchbrechen, zur Fistelbildung und zu langwieriger Rektalgonorrhöe führen. Äußerst selten ist der Durchbruch in die Bauchhöhle, der eine letale Peritonitis zur Folge haben kann.

Die chronische Spermatocystitis bietet im wesentlichen das gleiche Bild. Palpatorisch findet man die Samenblasen mehr von derber infiltrativer Konsistenz, als harte Stränge, die weniger schmerzhaft sind, als bei der akuten Form.

Die Behandlung der nicht abszedierenden Spermatocystitis ist im wesentlichen eine symptomatische. Wir applizieren kalte Umschläge am Perineum. Kühlung des Mastdarmes mittels des Arzbergerschen Kühlapparates hat sich sehr gut bewährt. Die Schmerzen werden durch Suppositorien von Heroin oder Pyramidon gelindert. Durch die übliche innere Behandlung werden die Harnwege nach Möglichkeit vor Exacerbationen oder Rezidiven der Gonorrhöe bewahrt. Haben die subjektiven Beschwerden nachgelassen, so können wir durch warme Sitzbäder die Resorption beschleunigen. Auch rektale Einspritzungen einer größeren Menge einer warmen mit Ichthyol vermengten Öl- oder Paraffinemulsion wirken oft eventuell in Kombination mit der obengenannten Arzbergerschen Birne befördernd auf die Resorption ein. Bei Abszeßbildung ist eine möglichst frühzeitige Inzision indiziert.

Bei der chronischen Entzündung der Samenblasen handelt es sich vor allem darum, die infiltrative Induration zu beseitigen. Dies geschieht am besten durch die mit dem Finger per Rektum ausgeführte Massage der Samenblasen. Unterstützend wirken auch hier heiße Sitzbäder, heiße Spülungen und Applikation von Ichthyol in der oben skizzierten Weise. Auch die Wärmepenetration findet hier mit bestem Erfolge Anwendung.

7. Gonorrhoische Entzündung der Nebenhoden und des Samenstranges.

Wir haben es hier mit einer der häufigsten und leider auch nicht selten verhängnisvollsten Komplikationen der Gonorrhöe zu tun. Im Gegensatz zur Syphilis, bei der die Orchitis vorherrschend ist, wird bei der Gonorrhöe fast ausschließlich der Nebenhoden ergriffen. Der Infektionsweg führt vom Ductus ejaculatorius das Vas deferens entlang zur Epididymis. In der Mehrzahl der Fälle wird nur ein Nebenhoden befallen, doch ist nicht anzunehmen, daß eine bestimmte Seite besonders zur Infektion disponiert ist. Merkwürdig ist, daß die Infektionswege, Samenstrang und Vas deferens, vorher eine Affektion sehr oft nicht erkennen ließen. Für solche Fälle nimmt Posner an, daß antiperistaltische Wellen des Vas deferens die Gonokokken gewissermaßen angesaugt und rasch an den Ort der Erkrankung verschleppt haben.

Begünstigt wird das Auftreten einer Epididymitis durch alle Momente, die zu einer Exacerbation der Gonorrhöe, besonders zu einer Verschleppung der Urethritis posterior führen. Körperliche Anstrengungen, sowie jedes andere irrationelle Verhalten des Patienten sind zu beschuldigen, ferner auch nicht selten die instrumentelle Behandlung der akuten Gonorrhöe.

Die Erkrankung kann ganz akut einsetzen. Es wird plötzlich ein intensiver Schmerz in einem Hoden gefühlt. Der Schmerz strahlt nach der Inguinalgegend aus, das Allgemeinbefinden wird gestört, und auch Fieber kann auftreten. Sehr bald fühlt man dann an einem Hoden eine etwa kirschgroße Geschwulst, die schnell wächst und nicht selten faustgroß wird. Was man nun palpiert, ist der geschwollene Nebenhoden, der den normalen Hoden fast ganz überdeckt. Die Schwellung des Skrotum kann noch dadurch verstärkt werden, daß infolge der Entzündung der Tunica vaginalis ein seröser Erguß zwischen die Blätter der Tunika eintritt. Eine solche Hydrocele testis kann zu enormer Vergrößerung des Skrotum führen.

Entwickelt sich die Epididymitis schleichend, so klagt der Patient anfangs über allgemeine Beschwerden, über Harndrang, ziehende Schmerzen in der Leistengegend und im Hoden. Bei geringer Intensität dieser Beschwerden oder bei einer gewissen

Indolenz laufen manche Patienten einige Tage in solchem Zustande umher. Schließlich werden sie vielleicht auf eine kleine Verhärtung am Hoden aufmerksam, oder ein spontanes Aufflackern der Entzündung zwingt sie, zum Arzt zu gehen. Es kommt jedoch vor, daß eine schleichend verlaufende Epididymitis spontan zurückgeht, ohne jemals diagnostiziert zu werden.

Wenn wir den Patienten zu Gesicht bekommen, ist gewöhnlich die Schwellung des Skrotum deutlich und die Epididymitis leicht nachweisbar. Im weiteren Verlauf der Epididymitis macht sich auch die Entzündung des Vas deferens und des Samenstranges sehr oft bemerkbar. Wir fühlen dann bis zum Leistenring verlaufend einen bleistiftdicken, äußerst druckempfindlichen Strang; bei starker Beteiligung des Samenstranges wird die Anschwellung fingerdick. In solchem Zustande können die Patienten fast nicht mehr umherlaufen. Sie müssen mit adduzierten Oberschenkeln im Bett liegen und leiden an den heftigsten Schmerzen in der Inguinalgegend. Dabei klagen die Patienten auch über schmerzhafte Erektionen und Ejakulationen mit Entleerung eines eitrigen Spermas.

Bis etwa zum fünften Tage der Erkrankung findet eine Steigerung der Symptome statt. Dann lassen allmählich die Schmerzen nach, die Schwellung im Nebenhoden fällt ab, und in etwa zwei Wochen ist oft eine Resorption eingetreten. Lange Zeit aber sind noch Indurationen zu palpieren, und es ist überhaupt zweifelhaft, ob eine völlige restitutio ad integrum stattfindet. Jedenfalls soll man gerade bei der Epididymitis mit der Feststellung einer definitiven Heilung vorsichtig sein. Denn nicht selten werden noch nach geraumer Zeit Exacerbationen beobachtet.

Auch bei der Epididymitis kommt ein Ausgang in Abszeßbildung vor, wobei ein Durchbruch nach außen mit Fistelbildung erfolgen kann.

Die Erscheinungen von seiten der Urethra treten während der floriden Epididymitis ganz in den Hintergrund, das Sekret wird spärlich, verschwindet auch vollständig, und häufig sind Gonokokken nicht nachweisbar.

Nach dem Abklingen der Nebenhodenaffektion stellt sich gewöhnlich wieder mehr oder weniger Ausfluß aus der Urethra ein. Es kommt allerdings auch vor, daß keine Erscheinungen einer Urethritis mehr auftreten.

4*

Für die Diagnose der Epididymitis selbst können uns größere Schwierigkeiten kaum erwachsen. Die subjektiven Erscheinungen und der palpatorische Befund lassen uns leicht die Entzündung lokalisieren. Wir fühlen, wie der geschwollene Nebenhoden kappenartig dem normalen Hoden aufsitzt. Schwierig ist die Palpation nur bei gleichzeitiger hochgradiger Hydrozele, die den Nebenhoden verdeckt. Die Feststellung einer entzündlichen Schwellung des Nebenhodens klärt uns nun aber noch nicht ohne weiteres über die Natur der Affektion auf, so selbstverständlich dies hier erscheinen mag. Allerdings ist, wenn die Epididymitis unmittelbar im Anschluß an eine gonorrhoische Urethritis auftrat, die Annahme gerechtfertigt, daß der Gonokokkus den Nebenhoden infiziert habe. Wir müssen uns aber gegenwärtig halten, daß auch Infektionen anderer Art vorliegen können. Ich habe in meinen Beobachtungen an der Jadassohnschen Klinik des öfteren erfahren, daß bei bestehender Urethralgonorrhöe eine Vereiterung des Nebenhodens durch Staphylokokkeninfektion bedingt sein kann. Auch der Bacillus pyocyaneus, Pneumokokken und Kolibazillen kommen in Frage. Wir können annehmen, daß derartige Infektionen entweder neben der Gonorrhöe der Urethra im Nebenhoden auftreten, wobei durch die Gonokokkeninfektion nur der Boden für die Invasion anderer Erreger vorbereitet wurde; oder es liegt eine Mischinfektion des Nebenhodens vor. Größere Schwierigkeiten bereiten uns diejenigen Fälle, in denen die Epididymitis einige Zeit nach dem Abklingen der Urethralgonorrhöe auftritt. Man darf sich da nicht durch das anamnestische Faktum einer überstandenen Gonorrhöe irreleiten lassen. Ich hatte selbst Gelegenheit, einen Fall zu beobachten [1]), bei dem vier Jahre nach einer zweiten Gonorrhöe plötzlich ein Harnröhrenausfluß auftrat. Im Verlauf dieser fieberhaften Infektion entwickelte sich eine indurative Schwellung des rechten Hodens und Nebenhodens. Erst die mikroskopische Untersuchung ergab, daß diese Infektion nichts mit den voraufgegangenen Gonorrhöen zu tun hatte. Es handelte sich um eine reine Kolibazillose. Außer den akuten Infektionen durch andere Mikroben

---

[1]) Karo, Zwei Fälle von urogenitaler Kolibazillose. Deutsche med. Wochenschrift 1911, Nr. 15.

kommen noch differentialdiagnostisch die Tuberkulose und die Syphilis in Frage. Bei einer schleichend verlaufenden gonorrhoischen Epididymitis oder bei alten verschleppten Fällen sind diese beiden Krankheiten wohl in Erwägung zu ziehen. Selbst die Anamnese kann uns nicht immer über die Schwierigkeiten hinweg helfen. Bei sorgfältiger Palpation aber ergeben sich doch wichtige Anhaltspunkte. Der tuberkulöse Nebenhoden fühlt sich höckrig und uneben an, während wir bei gonorrhoischer Epididymitis eine glatte Geschwulst fühlen. In zweifelhaften Fällen pflege ich mir durch eine diagnostische subkutane Tuberkulininjektion Gewißheit zu verschaffen. Was die Lues betrifft, so haben wir schon bemerkt, daß die luetische Epididymitis zu den größten Seltenheiten gehört. Schließlich ist noch für die Differentialdiagnose zu bemerken, daß bei Kryptorchismus eine Epididymitis vorkommen kann, die einen Inguinal-Bubo oder eine Hernie vortäuscht.

Für die Behandlung gilt als erste Regel, jegliche lokale Therapie der Urethritis anterior oder posterior zu unterbrechen. Vor allem ist die Einführung von Instrumenten in die Urethra zu unterlassen. Man kann durch solche Manipulationen wenig nützen, eher schaden. Sodann ist für möglichste Ruhigstellung des Skrotums zu sorgen. Am besten erreichen wir dies durch Bettruhe mit Hochlagerung des Skrotums. Der Patient möge sich ein weiches Polster aus Watte oder aus Mull unter das Skrotum schieben. Bei den meisten Menschen kann aus äußeren Gründen dauernde Ruhe im Bett nicht erreicht werden. Für die ambulante Behandlung ist dann das Tragen eines gut sitzenden Suspensoriums absolut erforderlich und von größter Bedeutung für den Verlauf der Krankheit. Leider wird in der Wahl eines rationellen Suspensoriums noch vielfach gesündigt. Man empfiehlt schlechtweg ein solches ohne auf scheinbar unscheinbare Details hinsichtlich der Machart und des Anlegens besonderen Wert zu legen. Der geringste Umstand kann aber hier nicht nur dem Patienten eine Belästigung verursachen, sondern auch den Zustand verschlimmern. Das Suspensorium soll vor allem die Testikel sowohl gegen den Leib heben, als auch absolut ruhig stellen. Darum sind gut sitzende Schenkelriemen unerläßlich. Man muß mit einem guten Suspensorium imstande sein, den Hoden von jeder Zugwirkung zu entlasten, dabei aber das Skrotum gehörig zu fixieren, eine leichte Kompression auszuüben, ohne daß der Patient eine Belästigung spürt. Wenn dem Patienten das Tragen des Suspensoriums beschwerlich wird, so liegt dies entweder an der Art des letzteren oder dem falschen Anlegen desselben. Darum unterweise man auch den Kranken genau, wie er das Suspensorium anzubringen habe. Es muß ganz gerade und unverschieblich sitzen und darf vor allem keine Falten bilden. Der Beutel des Suspensoriums darf nicht zu klein sein; er muß genug Raum bieten, um eine dickere Packung mit Watte zu gestatten. Beim Auspolstern des Beutels achte man ebenfalls darauf, daß die Watte oder der Mull nicht in Falten liegen.

Unsere nächste Aufgabe besteht nun darin, daß wir antiphlogistisch vorgehen. Bei Ruhe im Bett sind kühle Umschläge um das Skrotum das zweckmäßigste. Wir applizieren glatten Mull, der mit verdünnter in Eis gekühlter essigsauren Tonerde getränkt ist und sorgen für recht häufige Erneuerung derselben. Hochgradige Schmerzen erfordern gelegentlich die Ordination von Narkoticis, speziell Heroin in Verbindung mit Pyramidon bewährt sich hier außerordentlich. Für die ambulante Behandlung sind ebenfalls Applikationen von essigsaurer Tonerde angeraten. Der Beutel des Suspensoriums wird mit Watte glatt ausgepolstert, darüber breitet man ein Stück Guttaperchapapier und schließlich das feuchte Stück Mull. Diese Packungen müssen mehrere Male des Tages gewechselt werden. Läßt die Schmerzhaftigkeit nach, so versuchen wir vorsichtig durch festeres Anziehen des Suspensoriums einen stärkeren Druck auf das Skrotum auszuüben, wodurch wir die Resorption beschleunigen. In vorzüglicher Weise resorbierend wirken Wattepackungen nach vorheriger Einreibung mit Jodvasogen oder Ichthyol. Nicht minder gute Erfolge lassen sich durch Salben mit Methylsalicylat und Kampfer erzielen.

Da jegliche lokale Behandlung der Urethritis kontraindiziert ist, sind wir, um die Gonorrhöe nicht unbeeinflußt zu lassen, auf die innere Behandlung angewiesen. Gerade hier erweist sich auch der große Wert derselben. Unter dem Gebrauch der Buccosperinkapseln haben wir die Urethritis sich wesentlich bessern sehen.

Um so unentbehrlicher ist uns hier die innerliche Darreichung dieses Antigonorrhoikums, als man sich hüten muß, zu früh mit einer lokalen Behandlung der Urethritis posterior wieder zu beginnen. Man kann durch Reizung der Schleimhaut mit Instrumenten oder Silberpräparaten leicht eine Exacerbation der Epididymitis provocieren.

Zeigt die Epididymitis eine Neigung, in Indurationen und chronische Infiltrate überzugehen, so ist eine weitere antiphlogistische Behandlung zwecklos. Vielmehr empfiehlt sich nun die Einwirkung von Wärme, um eine bestmögliche Resorption der Infiltrate zu erzielen. Wenn also nach den ersten Tagen unserer Behandlung die Schmerzen zwar abgeklungen sind, die Schwellung zum Teil gefallen ist, doch mehr oder weniger Indurationen zu fühlen sind, so ist es zweckmäßig, heiße Packungen anzuorden. Wir verordnen am zweckmäßigsten nicht zu große Thermophore, die auch oft schmerzlindernd wirken. Auch prolongierte heiße Sitzbäder sind von Vorteil (38°--40°). Für die Behandlung langwieriger Indurationen haben sich die Apparate zur Thermopenetration als nützlich erwiesen. Ich habe in den letzten Monaten einige sehr hartnäckige Fälle unter der Einwirkung von Wärmepenetration auffallend rasch zurückgehen sehen, und möchte daher nachdringlichst zur Nachprüfung dieser noch jungen Behandlungsmethode anregen. Bei jeder Anwendungsart von Hitze ist aber darauf zu achten, daß der affizierte Nebenhoden gleichmäßig von der Wärme bestrahlt werde. Als Hauptprinzip für die Wärmeapplikation muß uns jedoch gelten, daß die zu frühe Produktion von Hyperämie nicht indiziert ist. Wir steigern häufig dadurch die Schmerzen und befördern eventuell die Ausbreitung der Infektion.

Es ist nun auch vielfach versucht worden, im Sinne der Bierschen Stauung die indurativen Herde zu erweichen. Am zweckmäßigsten erreichen wir eine solche durch zirkuläres Anlegen eines weichen Gummischlauches mit leichter Spannung um das Skrotum oberhalb des erkrankten Organs. Bei sachgemäßer Ausführung der Stauung dürfen weder Schmerzen auftreten, noch darf der Hoden kalt werden.

Die Abszeßbildung im Nebenhoden, die sich durch Fluktuation kundgibt, ist Gegenstand chirurgischer Maßregeln. Wir inzidieren auf der Höhe der Fluktuation. Die gründlich entleerte Abszeßhöhle wird mit Jodoformgaze tamponiert.

Die Prognose der Epididymitis ist quoad vitum in der Regel gut. Es ereignet sich nur selten, daß infolge einer Verschleppung der Infektion nach der Bauchhöhle oder infolge allgemeiner Sepsis die Krankheit einen letalen Ausgang nimmt. Bezüglich einer Restitutio ad integrum ist aber die Prognose ziemlich ungünstig. Die Funktionsfähigkeit des affizierten Organs wird nicht selten erheblich herabgesetzt oder erlischt vollkommen. Auch bei scheinbar glatter Abheilung der akuten Epididymitis ist das fernere Resultat eine Oligo- oder Azoospermie. Durch den entzündlichen Prozeß werden viele Nebenhodenkanälchen obliteriert, es bildet sich narbiges Gewebe, das man stets als knötchenförmige Verhärtungen palpieren kann. In dem Grade, wie diese narbige Umformung um sich greift, bildet sich eine Oligospermie aus. Bei einseitiger Epididymitis ist diese natürlich nicht verhängnisvoll. Sind aber beide Nebenhoden ergriffen, so resultiert daraus dauernde Sterilität. Es gibt allerdings auch Fälle von Sterilität bei einseitiger Epididymitis. Dies kann aber nur damit erklärt werden, daß die Affektion noch durch narbigen Verschluß der Ductus ejaculatorii kompliziert wurde. Die Feststellung einer Oligo- oder Azoospermie ist für den Patienten, namentlich bei beabsichtigter Eheschließung, sehr wichtig. Darum müssen wir uns von der Funktionstüchtigkeit der Nebenhoden überzeugen, indem wir die Samenblase der affizierten Seite vom Rektum aus exprimieren und das so gewonnene Sperma auf seine Güte untersuchen.

8. Die gonorrhoische Prostatitis.

Die Prostata ist dasjenige Organ, das wegen seiner topographischen Beziehungen ungemein leicht bei bestehender Urethritis posterior ergriffen wird. Die Mündungen der Ausführungsgänge der Prostata sind von dem Erreger so leicht zu erreichen, wie bei der Urethritis anterior die Follikel. So ist es verständlich, daß eine Entzündung der Ausführungsgänge sogar ablaufen kann, ohne diagnostiziert zu werden. Eine solche Prostatitis catarrhalis wird nicht sonderlich Beschwerden verursachen, die von dem gewöhnlichen Bilde der Urethritis posterior abweichen; höchstens besteht eine etwas reichlichere Sekretion, und die subjektiven Erscheinungen haben an Intensität zugenommen. Die Prostata selbst ist dabei weder im zentraleren Teile der Ausführungsgänge, noch im Parenchym affiziert. Daher ist eine Prostatitis catarrhalis palpatorisch nicht nachzuweisen, und nur durch mikroskopische Untersuchung des Prostatasekrets können wir die Entzündung der distalen Teile der Ausführungsgänge feststellen. Über die Gewinnung des Prostatasekrets soll sogleich gesprochen werden. Nachweisen soll man in demselben reichliche Leukocyten und Gonokokken. Letztere werden vielleicht bei einmaliger Untersuchung spärlich vorhanden sein oder ganz fehlen. Eine öftere Untersuchung ist daher ratsam. Schon das Vorhandensein von Leukocyten in mäßiger Menge spricht für einen Katarrh der Ausführungsgänge, vorausgesetzt, daß vor der Expression der Prostata die Harnröhre durch ergiebige Spülungen von dem ihr etwa aufsitzenden Sekret gereinigt worden war.

Mit einer systematischen Behandlung der Urethritis posterior wird gemeiniglich auch die katarrhalische Ausbreitung der Entzündung auf die Ausführungsgänge der Prostata günstig beeinflußt. Besonders nützlich sind in dieser Beziehung die Janetschen Spülungen mit Kalium permanganatum. Ist der Katarrh aber hartnäckig, so schreite man zur Massage der Prostata, über deren Technik ebenfalls sogleich gesprochen werden soll.

Die Diagnose und Therapie der gonorrhoischen Prostata-Affektionen erfordert nicht nur eine genaue Kenntnis der Größe und der Konsistenz der Prostata, sondern auch eine besondere Untersuchungsmethodik und Technik der indizierten therapeutischen Maßnahmen. Auf alle diese Dinge möchten wir daher an dieser Stelle des näheren eingehen.

Durch Einführung des Zeigefingers in das Rektum ist die Prostata der Palpation direkt zugängig. Für die Rektalpalpation bringen wir den Patienten am besten in Knieellenbogenlage. Mit der linken Hand spreizen wir die Nates und führen den gut eingefetteten rechten Zeigefinger bei nach unten gekehrter Vola manus in den Mastdarm ein. Bisweilen verhindert eine Kontraktion des Sphinkter das Vordringen des Fingers. Man wende dann keine Gewalt an, sondern warte kurze Zeit, bis der Finger glatt an der vorderen Wand des Rektum vordringt. In variabler, doch meist geringer Tiefe fühlt man dann die Prostata. Beim Abtasten wird man merken, ob die

Rektalschleimhaut leicht verschieblich und ob die Drüse druck-
empfindlich ist. Auch bei Rückenlage des Patienten kann die
Palpation vorgenommen werden. Dabei ist eine bimanuelle
Abtastung möglich, indem man mit einer Hand von der Bauch-
decke aus oberhalb der Symphyse dem rektal palpierenden
Finger entgegengeht.

Über die Größe der Prostata läßt sich nichts Bestimmtes
angeben, weil sie großen individuellen Schwankungen unter-
worfen ist. Gewöhnlich kann man mit dem eingeführten Finger
gerade noch den oberen Rand der Prostata erreichen. Meistens
handelt es sich um Vergrößerung der Prostata, wenn man den
oberen Rand nicht mehr fühlt, vorausgesetzt, daß der unter-
suchende Finger nicht abnorm kurz ist.

Wichtiger ist die Berücksichtigung der Oberfläche und der
Konsistenz der Prostata. Die normale Prostata ist als zwei-
lappiges Organ mit glatter Oberfläche zu fühlen. Sie ist zwar
in ihrer Konsistenz elastisch, doch ziemlich weich.

Um das Sekret der Prostata zu gewinnen, muß man mit
dem in das Rektum eingeführten Finger die Drüse systematisch
ausdrücken, und zwar am zweckmäßigsten in der Richtung von
außen oben nach innen unten. Ich setze die Expression so
lange fort, bis einige Tropfen Sekret am Orificium erscheinen.
Nur in ganz seltenen Fällen fließt alles Sekret direkt in die
Blase.

Das Sekret der Prostata stellt eine dünne, milchig getrübte
Flüssigkeit dar, die nicht klebrig ist und etwa wie Sperma
riecht. Es reagiert sauer oder amphoter. Charakteristisch
sind im mikroskopischen Bilde die Fürbringerschen Lezithin-
körperchen. Vereinzelt findet man auch die konzentrisch ge-
schichteten Corpora amylacea, die sich mit Jod oder Schwefel-
säure blau oder violett färben.

Akute Prostatitis.

a) Prostatitis follicularis.

Wir haben am Eingange dieses Kapitels gesehen, wie leicht
sich die gonorrhoische Infektion von der Pars posterior auf die
Mündungen der Ausführungsgänge der Prostata erstrecken kann.
Die indirekten Ursachen für alle Formen der gonorrhoischen

Prostatitis sind schädliche Einflüsse durch irrationelles Verhalten des Patienten oder mangelhafte Behandlung der Urethritis. Der Katarrh der peripheren Sekretionswege kann nun weiter in die Drüse vordringen. In den Drüsenläppchen werden die Gänge von abgestoßenen Epithelien und Sekret verlegt. So kommt es in den Ausführungsgängen zur Ansammlung von Schleim und Eiter und schließlich zur Abszeßbildung. Derartige Abszesse, die in Wirklichkeit nach Jadassohns Untersuchungen Pseudoabszesse darstellen, können mehrfach vorhanden sein. Wir haben es hier noch mit der follikulären Form der Prostatitis zu tun, bei der das Parenchym noch intakt bleibt. Die Abszesse in den Drüsenläppchen öffnen sich entweder nach dem Ausführungsgang oder nach der Urethralschleimhaut. Dabei kommt es zur Narbenbildung, die bei Lokalisation in der Nähe des Ductus ejaculatorius den Verschluß des letzteren bedingen kann. Das Resultat ist bei einseitiger Affektion eine Oligospermie, bei Obliteration auf beiden Seiten totaler Aspermatismus.

Bei dieser follikulären Prostatitis sind im Symptomenbild gewöhnlich nur die Zeichen der Urethritis posterior vorhanden. Es besteht also Harndrang, die Miktion ist schmerzhaft, wird häufig unterbrochen. Terminal wird zuweilen Eiter mit Blut entleert. Letzteres kommt dadurch zustande, daß bei der heftigen Kontraktion des Sphinkter ein follikulärer Abszeß birst. Die Folge davon ist meist, daß die Beschwerden vorübergehend nachlassen oder ganz aufhören. Die follikulären Abszesse können sich so weit in die Harnröhre vorwölben, daß eine vollkommene Harnretention eintritt. Die rektale Untersuchung ergibt für die Existenz einer follikulären Prostatitis nichts Positives. Doch kann schon in diesem Stadium die Prostata ein wenig geschwollen sein.

Bei der Behandlung der follikulären Prostatitis sorgen wir vor allem für absolute Bettruhe. Solange die Abszesse nicht zum Durchbruch gekommen sind, unterlassen wir die lokale Behandlung der Urethritis und geben nur innerlich Buccosperin. Auf die Perinealgegend werden warme Umschläge appliziert, oder der Patient nimmt warme Sitzbäder. Bei intensiven Schmerzen geben wir Suppositorien mit Pyramidon oder Heroin. Sind die Abszesse resorbiert oder zum Durchbruch gekommen, so kann je nach den Umständen die Behandlung der Urethritis anterior oder posterior wieder aufgenommen werden. Die Vorsicht gebietet es aber, nicht in brüsker Weise wieder mit energischen Prozeduren zu beginnen. Instrumente sollen tunlichst gar nicht in die Pars posterior eingeführt werden. Um die noch bestehende Urethritis posterior zu bekämpfen, bespülen wir am besten nach der Janetschen Methode die Harnröhre mit großen Mengen von schwacher Lösung Argent. nitr. oder Kalium permanganat. Vor jeder Spülung wird vom Rektum aus in der oben angegebenen Weise die Prostata exprimiert.

b) Interstitielle und parenchymatöse Prostatitis.

Diese Form der Prostatitis wird sich meistens aus den soeben geschilderten Entzündungen der Drüsengänge entwickeln. Bei sehr akutem Einsetzen der Infektion sind die einzelnen Formen gar nicht auseinander zu halten, und es kommt sehr schnell zur floriden Entzündung des ganzen Drüsengewebes. Gewöhnlich aber verläuft der Prozeß langsamer, indem nacheinander die einzelnen Drüsenläppchen ergriffen werden. Zuerst entsteht unter dem Epithelbelag der Drüsengänge ein kleinzelliges Infiltrat. Infolge der Hyperämie und serösen Durchtränkung schwellen die Läppchen an. So gelangen wir schließlich zu einer diffusen Infiltration des ganzen Organs, das sich in Vergrößerung desselben kundgibt. Einzelne Partien der Prostata werden auch nach Bildung infiltrativer Herde eingeschmolzen, und es entstehen Abszesse. Man findet pathologisch-anatomisch kleinere oder größere Abszeßhöhlen, und in extremen Fällen wird die ganze Prostata zerstört und in eine einzige große Cyste verwandelt.

Der Durchbruch eines Prostataabszesses kann nach verschiedenen Seiten erfolgen. Sehr häufig perforiert er nach der Urethra hin, ferner nach dem Perineum, dem Rektum, in die Blase oder in die Bauchhöhle. Wenn keine Perforation stattfindet, wird der Eiter unter Narben- oder Schwielenbildung resorbiert. Auch Kalkablagerung kommt in manchen Herden vor. Die parenchymatöse Infiltration kann zu einer fibrösen Metaplasie führen, wobei sich harte Knoten in der Prostata bilden. Ebenso kann eine Hälfte der Prostata, schließlich auch das ganze Organ sich in hartes fibröses Gewebe umwandeln.

Die Symptome der parenchymatösen Prostatitis differieren anfangs nicht sehr von den Erscheinungen der follikulären Entzündung. Mit der Ausbreitung der letzteren nehmen sie aber an Intensität zu, und infolge der Schwellung des Organs hat der Patient heftige Schmerzen bei der Defäkation, zuweilen Durchfälle, ein Druckgefühl im Rektum und große Druckempfindlichkeit am Perineum. Die Patienten können kaum mehr sitzen und fühlen sich am wohlsten, wenn sie mit angezogenen Beinen auf dem Rücken liegen können. In dem Maße, wie die Infiltration immer größere Partien der Prostata ergreift, steigern sich alle Erscheinungen. Durch die Schwellung des Organs wird die Miktion immer mehr erschwert, und schließlich kann vollkommene Retention eintreten.

Das Allgemeinbefinden der Patienten wird gewöhnlich sehr in Meitleidenschaft gezogen. Sie werden appetitlos, die Zunge ist belegt, Dyspepsien stellen sich ein. Der dauernde Druck der vergrößerten Prostata auf das Rektum bedingt vielfach eine Obstipation. Bei Abzeßbildung ist Fieber mit Schüttelfrost die Regel. Der Ausfluß aus der Harnröhre ist mit dem Eintreten der Prostatitis geschwunden.

Im weiteren Verlaufe der parenchymatösen Prostatitis wird nach einigen Tagen ein Höhepunkt der akuten Erscheinungen erreicht. Diese können nun allmählich abklingen, und die Entzündung heilt spontan. Um diese Zeit bekommt der Patient seinen urethralen Ausfluß wieder. Man muß sich jedoch vor Augen halten, daß es sich bei dem Nachlassen der Beschwerden und der plötzlichen Sekretion um die Entleerung eines follikulären Abszesses handeln kann. Nach einigen Tagen pflegen dann wieder die akuten Symptome einzusetzen. Die wiederholte Abzeßbildung kündigt sich gewöhnlich durch Schüttelfröste an.

In einem anderen Decursus morbi kommt es zu einer gewaltigen Steigerung der Schmerzen. Das Druckgefühl im Mastdarm wird immer stärker, die Dysurie geht in vollkommene Harnverhaltung über; auch Tenesmus alvi besteht. Dabei fiebern die Patienten, klagen über Durst, trockene Zunge und ein anhaltendes Pochen in der Perinealgegend. Alle diese Zeichen deuten eine neue Abzeßbildung an. Es ist nun ein gewöhnliches Vorkommnis, daß plötzlich, vielleicht bei einer Miktion

oder bei einer Pollution, eine auffallende Erleichterung gespürt
wird. Das Fieber ist abgefallen, der Druck in der Perinealgegend hat aufgehört. Aus diesen Erscheinungen entnehmen
wir, daß sich ein Abszeß nach der Urethra eröffnet hat. Der
Patient entleert auch mehr oder weniger große Mengen reinen
oder blutig tingierten Eiters.

Für die Diagnose der interstitiellen Prostatitis sind alle bisher beschriebenen Zeichen von untergeordneter Bedeutung. Aus-
schlaggebend ist nur die rektale Palpation der Prostata. Wir
stellen zunächst die Vergrößerung dieses Organs fest. Hinter
dem Sphinkter fühlen wir einen sich nach dem Rektum vorwölbenden Tumor, der die Größe eines kleinen Apfels erreichen
kann. Oft ist es nicht möglich, die ganze Drüse mit dem
Finger abzutasten. Man stellt bei dieser Exploration gleich
fest, welcher Lappen der Prostata affiziert ist. Das erkrankte
Gewebe läßt sich leicht von der normalen Umgebung abgrenzen.
Es ist äußerst druckempfindlich, prall-elastisch bis hart, bei
Gegenwart von Eiter fluktuierend. Hat sich jedoch die Entzündung auch auf das periprostatische Gewebe ausgedehnt, so
ist es schwieriger, den Tumor abzugrenzen.

Differentialdiagnostisch kommen nur wenige Dinge in Frage.
Der Verlauf der Krankheit im Anschluß an eine gonorrhoische Urethritis posterior klärt uns auf über die Natur
der Prostatitis auf. Es könnten höchstens Mischinfektionen in
Frage kommen, was aber für die Therapie belanglos ist. Tuberkulose und Karzinom der Prostata sind leicht auszuschließen.
Ebenso werden wir bei einer Prostatahypertrophie nicht
lange im Zweifel sein; denn die akute Prostatitis hat einen
ganz anderen Verlauf, wenn auch der Palpationsbefund ziemlich dem bei Prostatahypertrophie ähnelt. Nur ist zu bedenken, daß speziell bei älteren Männern Prostatahypertrophie
oft mit Abszeßbildung kombiniert ist.

In der Behandlung folgen wir zunächst den allgemeinen
Regeln, die Urethritis sich selbst zu überlassen, strenge Bettruhe anzuordnen und innerlich ein Balsamikum zu geben. Die
Diät muß eine blande sein. Es ist auch wichtig, für leichten Stuhl
zu sorgen, was nötigenfalls durch Abführmittel anzustreben ist.

Wie wir nun lokal gegen die Prostatitis vorgehen, hängt
ganz von der Intensität der Beschwerden ab. Sind die sub-

jektiven Beschwerden sehr groß, die entzündlichen Erscheinungen sehr akut, so ist es ratsam, durch Kälteeinwirkung eine Milderung der Entzündung anzustreben. Für die Applikation von Kälte besitzen wir in dem Arzbergerschen Prostataкühler ein nützliches Instrument. Es ist ein kolbenförmiges, blind endigendes Rohr, das im Innern durch eine Scheidewand in zwei Teile geteilt wird, die aus zwei Ansatzstücken durchspült werden können. Der Apparat dient auch zur Anwendung von Hitze. Dieses kolbenartige Instrument wird gut eingefettet und in den Mastdarm eingeführt. Bei der Einführung nimmt der Patient am besten eine Seitenlage mit adduzierten Oberschenkeln ein. Das Instrument muß ohne Anwendung von Gewalt eindringen und gut liegen. Man kann nun kontinuierlich aus einem erhöht angebrachten Behälter kaltes Wasser durch den Kühler laufen lassen. Zuerst wählt man lauwarmes Wasser, um allmählich zu kaltem, selbst Eiswasser überzugehen. Die Spülungen dauern $^1/_2$—1 Stunde und werden etwa 2—3 mal täglich vorgenommen. Ebenso wie durch diese Prozedur erzielen wir aber auch eine wesentliche Linderung der Beschwerden durch kalte Umschläge oder einen an das Perineum gelegten Eisbeutel.

Wenn unter solcher Behandlung die extremen Beschwerden geschwunden sind, oder wenn von vornherein keine große Empfindlichkeit bestand, empfiehlt sich weit mehr die Anwendung von Hitze. Wir können uns hierzu natürlich ebenfalls des Arzbergerschen Spülapparates bedienen. Sehr bequem sind aber auch polongierte heiße Sitzbäder. Auch Schlammpackungen, heiße Breiumschläge erfüllen den Zweck. Durch die Einwirkung der Wärme werden die subjektiven Beschwerden gelindert, die Miktion wird bedeutend erleichtert, und die Schwellung der Prostata nimmt ab. Es ist schwer zu sagen, wo für die Anwendung kalter oder heißer Applikationen die Grenze zu ziehen ist. Man kann sich nicht auf den Standpunkt stellen, nur entweder kalte oder heiße Applikationen zu wählen. Diese Einseitigkeit rächt sich zuweilen, weil sich die Patienten in dieser Hinsicht individuell verschieden verhalten, und oft sind wir auf ein Ausprobieren angewiesen. Im allgemeinen aber ist die Kälte nur ein Mittel, um bei großer Empfindlichkeit des Patienten möglichst bald über die schlimmsten subjektiven Beschwerden hinwegzukommen. Mit der Anwendung von Wärme aber unterstützen wir im eigentlichen Sinne den Heilprozeß, ja, der wesentlichste Teil unserer therapeutischen Aufgaben ist damit gewöhnlich erledigt.

Die Resorption der Infiltrate kann noch beschleunigt werden durch Jodvasogen, Ichthyol. Am besten wenden wir diese Resorbentien in Form von Suppositorien an. Es empfiehlt sich dann, Pyramidon oder ein anderes Anodynum hinzuzufügen. Als inneres Mittel hat sich von jeher Natr. salicylicum, meist in Verbindung mit einem Balsamicum bewährt. Da die Buccosperinkapseln auch geringe Mengen Natr. salicylicum enthalten, eignen sie sich vorzüglich zur inneren Medikation, besonders auch darum, weil das Salizyl bei der Verabreichung in Buccosperinkapseln den Magen nicht belästigt und darum besser vertragen wird.

Von größter Bedeutung ist nun die vielfach erörterte Frage der Prostatamassage. Hier zwingt uns eine Tatsache zu einer bestimmten Stellungnahme. Es ist nämlich nicht zu leugnen, daß die Massage nicht selten eine Epididymitis zur Folge hatte. Durch die Manipulation können zweifellos Gonokokken nach dem Vas deferens auf der affizierten Seite verschleppt werden. Viel gefährlicher kann die Massage werden, wenn die Abszedierung der Prostata durch andere virulente Kokken bedingt ist. In solchen Fällen kann es im direkten Anschluß an die Massage zu Schüttelfrost und Pyämie kommen. Einen derartigen Fall habe ich leider in eigener Praxis vor kurzem erlebt. Der betreffende Patient erlag innerhalb dreier Tage nach der verhängnisvollen Massage der akutest einsetzenden Pyämie. Wir müssen daher mit Recht befürworten, daß Beginn und Häufigkeit der Prostatamassage wichtige Faktoren sind, und nicht minder wichtig auch die Technik dieser Prozeduren.

Kontraindiziert ist darum die Prostatamassage, solange dieses Organ sehr empfindlich ist, solange die akuten Erscheinungen der Prostatitis im Vordergrund stehen und man mit der Möglichkeit einer Mischinfektion rechnen muß.

Mit der Massage wollen wir einen doppelten Zweck erreichen. Es soll erstens die Entfernung des eitrigen Sekrets aus der Prostata befördert werden; zweitens wollen wir damit die Resorption der Infiltrate beschleunigen und dem Chronischwerden der Prostatitis vorbeugen.

Die Ausführung der Massage ist nicht schwer. Man muß nur recht regelmäßig über die Prostata streichen und die Intensität des Druckes je nach der Indikation abstufen. Man führt die Massagestriche, wie bereits oben gesagt, von außen oben nach innen unten, auch von einer Seite zur anderen, anfangs ganz leise, dann allmählich den Druck steigernd. Selbst diese milde Massage darf anfangs nicht öfter als jeden zweiten oder dritten Tag ausgeführt werden. Nach der Massage belehrt uns das Hervorquellen von eitrigem Sekret aus dem Meatus über den Erfolg der Prozedur und gibt uns auch einen Anhaltspunkt über den Grad der Entzündung. Wird gar kein Sekret entleert, trotzdem die Zeichen der Abszedierung in der Prostata vorliegen, so ist es besser die Sache nicht zu forcieren und mit der Massage zu warten, bis Eiter exprimiert werden kann. Hat der Durchbruch nach der Urethra einmal stattgefunden, so kann man die Massage eventuell täglich wiederholen. Um auch den in die Blase gelangten Eiter herauszubekommen, lasse man den Patienten nicht nur vor der Massage, sondern auch nach derselben urinieren. Sodann empfiehlt sich eine Janetsche Spülung mit Kaliumpermanganatlösung. Schließlich sei technisch noch bemerkt, daß die Benutzung eines Instrumentes zur Massage (Feleki) nicht empfehlenswert ist, da man nur mit dem Tastgefühl des Fingers die Stärke des Druckes gut kontrollieren kann.

Wenn vom Rektum aus ein größerer Abszeß fühlbar ist, dessen Durchbruch nach dem Mastdarm vorausgesehen werden kann, tut man gut, denselben zu inzidieren. Ausführlich wird darüber bei Besprechung der Rektalgonorrhöe berichtet werden. Von der Urethra aus sollte man Abszesse der Prostata niemals inzidieren.

Zum Schluß sei noch eine sehr schwere Komplikation der akuten Prostatitis erwähnt. Es ist die Infiltration des die Prostata umgebenden Gewebes, die Periprostatitis. Die Umrisse der Prostata lassen sich hierbei nicht bestimmen, vielmehr fühlen wir ein die ganze Prostatagegend umgebendes Infiltrat. Es kann hierbei zu ausgedehnten Abszessen im Beckenboden und zu Pyämie mit letalem Ausgange kommen. Für die Behandlung ist ausschließlich der chirurgische Eingriff indiziert.

Bezüglich der Prognose der akuten Prostatitis müssen wir uns vorsichtig verhalten, wenngleich der Ausgang in Heilung nicht selten ist. Rezidive sind jedoch ebenfalls nicht selten, und es besteht auch eine große Neigung zur Entwicklung chronischer Indurationen.

Chronische Prostatitis.

Diese Form der Prostatitis ist darum von so großer Bedeutung, weil sie in vielen Fällen die Quelle darstellt, aus der eine Urethritis posterior unterhalten wird. Die chronische Prostatitis kommt auch weit häufiger vor, als sie diagnostiziert wird. Ob der chronische Prozeß aus einer akuten Prostatitis hervorgegangen ist, oder ob die Krankheit von vornherein einen schleichend chronischen Charakter angenommen hat, ob sie aus einer akuten oder chronischen Urethritis posterior hervorgegangen ist, dies sind Fragen, die ziemlich belanglos sind und sich wohl auch in einzelnen Fällen nicht mit Sicherheit entscheiden lassen. Uns muß es, wie bei jeder Feststellung einer chronischen Infektion darauf ankommen, wirklich den infektiösen Charakter des Zustandes zu konstatieren. Wir können also nur von einer chronischen gonorrhoischen Prostatitis sensu strictiori sprechen, wenn der Gonokokkus noch der kausale Faktor für das Syndrom ist. Wenn also die Schwellung der Prostata wenig oder gar nicht abgenommen hat und die Drüse noch immer der Sitz von Gonokokkenwucherungen ist, dann können wir von einer chronischen Prostatagonorrhöe sprechen.

Die Ausbildung einer Prostatitis ist dadurch bedingt, daß der entzündliche Katarrh in den Drüsengängen zurückbleibt. In den Drüsenläppchen werden die Infiltrate und Indurationen nur mangelhaft resorbiert, und Abszesse bleiben in der Tiefe des Gewebes bestehen, sogenannte Pseudoabszesse Jadassohns. Die Neigung zur Bildung neuer Abszesse ist jedoch gering. Im wesentlichen handelt es sich um einen desquamativen Katarrh in den Drüsenläppchen, der ungemein schleichend verläuft. Von eigentlichen Gelegenheitsursachen für die Entwicklung der chronischen Prostatitis kann man kaum sprechen. Natürlich können die Verstöße des Patienten gegen allgemeine Vorschriften, sowie auch mangelhafte Behandlung die Entstehung des chronischen Prozesses fördern, doch brauchen alle diese Momente keine Rolle zu spielen.

Die Symptomatologie bietet kaum besondere Züge, die ein individuelles Krankheitsbild liefern. Häufig genug verläuft die chronische Prostatitis sogar symptomenlos, bis es vielleicht einmal zu einer Exacerbation kommt. Oder es bestehen Krankheitserscheinungen von seiten der Urethra, die uns die Prostatitis verdecken. Die subjektiven Beschwerden des Patienten beziehen sich entweder auf letztere, hängen mit Störungen auf nervöser Basis zusammen oder sind allgemeiner Natur. Der Patient klagt über häufigeres Urinieren, leichte Schmerzen bei der Miktion, zuweilen auch über etwas Druckgefühl im Mastdarm oder in der Blase. Die Intensität dieser Beschwerden hängt zum größten Teil von dem Grade der gleichzeitig bestehenden Urethritis ab.

Sehr hervorstechend ist im Krankheitsbilde ein Heer von allgemeinen Beschwerden, die gar nicht auf den Ort der Affektion hindeuten. Die Patienten werden melancholisch, zeigen gemütliche Depressionen; oft steigern sich diese Gemütsalterationen bis zu Selbstmordideen.

Dies hängt zum großen Teil mit Störungen in der Sexualsphäre zusammen. Die Patienten werden häufig von Erektionen mit etwas schmerzhaften Pollutionen heimgesucht. Auch eine Prostatorrhöe kann bestehen, die von den Patienten mit großer Beunruhigung für Samenfluß gehalten wird. Desgleichen beobachtet man andere Störungen in der Sexualsphäre, wie Abnahme der Libido, Ejaculatio praecox usw. Alle diese Momente können dazu beitragen, das Bild einer sexuellen Neurasthenie entstehen zu lassen.

Da die Diagnose der chronischen Prostatitis gonorrhoica einzig davon abhängt, ob Gonokokken sich in der Prostata befinden, ist die Untersuchung des Prostatasekrets das einzige zuverlässige Mittel zu Erkennung der Krankheit. Gewiß kann der Palpationsbefund vom Rektum aus auf abgelaufene oder noch bestehende katarrhalische Prozesse hinweisen. Für uns handelt es sich aber darum, zu ermitteln, ob die gonorrhoische Infektion fortbesteht, oder ob es sich nur um einen postgonorrhoischen Katarrh handelt. Es ist dies, wie wir sehen werden, eine für unser therapeutisches Handeln wichtige Feststellung. Wir müssen also in der bereits beschriebenen Weise das Prostatasekret gewinnen und auf Gonokokken untersuchen. Die Anwesenheit von Eiter allein beweist nichts für eine chronische gonorrhoische Prostatitis. Erst der Nachweis von Gonokokken in dem unter allen Kautelen exprimierten Sekret sichert die Diagnose. Aber der negative Befund schließt die Infektiosität der chronischen Prostatitis nicht aus. Die Gonokokken können in der Tiefe der Drüse sitzen und schwer zu exprimieren sein. Es ist in diesem Falle nötig, die Untersuchung mehrfach zu wiederholen, wobei wir eventuell durch stärkeren Druck vom Mastdarm aus eine kräftigere Sekretion provocieren. Das mikroskopische Präparat zeigt neben den für das Prostatasekret charakteristischen Spermakristallen, Eiterzellen und Gonokokken. In zweifelhaften Fällen bleibt einem nichts anderes übrig, als die Gonokokken kulturell nachzuweisen.

Im Mittelpunkt der Behandlung steht unser Bestreben, die Drüse vom eitrigen Sekret zu befreien und den Prozeß der Resorption anzuregen. Diesem Zwecke dient gerade hier am besten die Massage der Prostata. Sie wird zwei- bis dreimal wöchentlich ausgeführt und natürlich entsprechend der Schwere des Falles dosiert. Nach der Massage lassen wir den Patienten urinieren und nehmen dann eine Ausspülung oder Instillation der Urethra mit einem lokalen Antiseptikum vor. Letztere Maßnahme hat sich wiederum ganz nach dem Zustande der Urethritis zu richten. Wie wir insbesondere die gleichzeitige chronische gonorrhoische Urethritis mit ihren etwaigen Komplikationen zu behandeln haben, wird am gehörigen Orte gesagt werden. Hier sei nur allgemein bemerkt, daß wir bei vorliegender chronischer Prostatitis nicht zu brüsk vorgehen dürfen, sonst können wir Exacerbationen der chronischen Prostatitis erleben. Ich vermeide daher tunlichst die Einführung von Instrumenten und auch die Spülungen unter hohem Druck. Für die lokale Anwendung von Antisepticis empfehlen sich hier vorzüglich die Tubogonalpräparate. Man kann sehr leicht die Gleitmasse durch sanftes Streichen den Penis entlang in die Pars posterior bringen und die ganze Pars prostatica einer protrahierten Einwirkung des Antiseptikums unterwerfen. Bezüglich der Wahl eines lokalen Mittels verhalten wir uns wie im allgemeinen bei gonorrhoischen Katarrhen. Anfangs wenden wir die Silbersalze an (Protargol usw.). Mit dem Schwinden der Gonokokken gehen wir zu Adstringentien über.

Die Massage der Prostata ist grundsätzlich so lange fortzusetzen, bis keine Gonokokken mehr im Sekret der Prostata nachgewiesen sind. Auch wenn nach dem Verschwinden der Gonokokken noch Zeichen eines leichten Katarrhs bestehen, kann man die eigentliche Behandlung der Prostatitis als beendigt ansehen. Denn derartige leichte postinfektiöse Katarrhe bleiben am besten sich selbst überlassen. Eine zu lange Zeit ausgedehnte Behandlung hat überdies noch einen großen Nachteil. Der ohnehin zu neurasthenischen Beschwerden neigende Patient kann leicht durch ein Zuviel eine Verschlimmerung seiner Nervosität erfahren. Wir handeln also klüger, wenn wir den Patienten, nachdem die Gonokokken aus dem Sekret dauernd geschwunden sind, mit einem leichten Katarrh unbehandelt lassen. Natürlich dürfen wir es nicht versäumen, uns von Zeit zu Zeit zu überzeugen, ob der Patient gonokokkenfrei ist.

Noch mehr als bei der akuten Prostatitis können wir auch hier den Verlauf der Krankheit durch verschiedene Hilfsmittel günstig beeinflussen. Zuweilen werden Mittel wie Ichthyol namentlich in Form von Ölklysmen oder Jodpräparate günstige Erfolge zeitigen, namentlich wenn noch ausgedehntere Infiltrate vorhanden sind.

Ganz vorzügliche Resultate scheinen wir hier auch mit der Organtherapie erreichen zu können; speziell haben sich mir die Prostatin-Präparate (Poehl) oft selbst in hartnäckigen Fällen bewährt.

Da es sich hier um Neuland handelt, möchte ich wenigstens kurz diese Art Therapie begründen: Angeregt zu diesen organtherapeutischen Versuchen wurde ich durch die in der Literatur mitgeteilten günstigen Resultate bei der Behandlung der Prostatahypertrophie, aus denen unzweifelhaft hervorgeht, daß eine Verkleinerung der Prostata durch die Prostatintherapie erzielt werden kann. Um nun eine möglichst intensive lokale Wirkung auf die Prostata zu erzielen, ist es ratsam, nach vorausgegangener Massage das Prostatinsuppositorium am besten in Seitenlage des Kranken direkt an die erkrankte Drüse heranzubringen und dort mittelst der sofort eingeführten Artzbergerschen Birne zu fixieren. Zur Beschleunigung der Resorption lasse ich nun möglichst warmes Wasser in der Birne zirkulieren und etwa eine halbe Stunde die Wärme einwirken; in dieser Zeit wird eine völlige Auflösung des Suppositoriums und eine möglichst intensive Wirkung des in ihm suspendierten Prostatins erreicht. Zur Unterstützung der lokalen Prozedur gebe ich den betreffenden Kranken innerlich Prostatintabletten, die vom Magen gut vertragen werden und das Allgemeinbefinden der Patienten auch suggestiv sehr günstig beeinflussen.

Gerade hierauf, auf die psychische Beeinflussung der im Gefolge der Prostatitis so häufigen neurasthenischen Zustände, müssen wir besonders Wert legen. Bei Besprechung der Diätetik habe ich bereits betont, ein wie wertvolles Unterstützungsmittel wir in dem Spermin-Poehl besitzen. Ob es sich hier lediglich um eine Suggestivwirkung handelt, wage ich nicht zu behaupten. Nach den bekannten Brown-Sequardschen Versuchen finden wir eine Erklärung der oft ganz eklatanten Wirkung des Spermins vielleicht darin, daß dieses Präparat, selbst eine Organsubstanz, infolge der Affinität mit der Sexualsphäre gerade besonders intensiv auf die Durchlüftung der Gewebe, sowie ferner auf die Intraorganoxydation und Leukocytosebildung — letztere ein besonders wichtiger Faktor in bezug auf die Tonisierung des Organismus — einwirkt. Letzten Endes kann also das Spermin als notwendige und überall erwünschte Ergänzung für den durch die Prostatitis bedingten Ausfall von wichtigen Samenbestandteilen aufgefaßt werden. Ganz spontan heben sehr oft die Patienten den günstigen Einfluß des Spermins hervor; sie gewöhnen sich gern an das Mittel, so daß manche Kranke selbst nach völliger Heilung das Präparat weiter gebrauchen.

Zum Schluß dieses Kapitels möchte ich nochmals betonen, wie überaus wichtig und notwendig die psychische Beeinflussung des Kranken ist; immer und immer wieder müssen wir ihn davon zu überzeugen versuchen, daß sein Leiden rein örtlich sei und sicher geheilt werden wird.

9. Gonorrhoische Colliculitis.

Die Entzündung des Colliculum seminalis ist gewöhnlich eine Begleiterscheinung der chronischen Prostatitis. Die bei letzterer zu beobachtenden Reizungen der Genitalsphäre sind

sogar meistens eine Folge der Schwellung des Collicullum.
Dadurch entsteht ein oft anhaltendes Stechen und Jucken in
der Harnröhre, ebenso die häufigen Erektionen. Die Beschwerden
können sich aber auch zu ausgesprochenen Schmerzen steigern,
die nach der Lumbalgegend, nach den Hoden oder den Oberschenkeln ausstrahlen. Dazu kommen Störungen in der Sexualfunktion, wie Ejaculatio praecox, sogar totale Impotenz. Im
Anschluß an diese Beschwerden pflegt sich ebenfalls ein neu-
rasthenischer Zustand zu entwickeln. Für die Behandlung sind
daher die bei der chronischen Prostatitis angeführten allgemeinen
Maßregeln angezeigt, sowie das im Kapitel über Neurasthenia
sexualis angegebene Verfahren.

10. Die gonorrhoische Cystitis.

Wenn sich zu den Symptomen einer Urethritis posterior
ein sehr quälender Harndrang mit Entleerung eines auffallend
trüben Urins hinzugesellt, so liegt der Verdacht einer gonorrhoischen Cystitis vor. Dieselbe ist nicht allzu häufig und verläuft gewöhnlich auch in kurzer Zeit günstig. Meistens handelt
es sich um eine Entzündung des Orificium urethrae internum
und der unmittelbar benachbarten Blasenpartien, speziell des
Blasenhalses, daher sprechen wir von einer Cystitis colli. Eine
Beteiligung der ganzen Blasenschleimhaut kommt bei der
Gonorrhöe eigentlich nie vor, der Name Cystitis gonorrhoica
ist also nur selten berechtigt.

Die Erkennung der gonorrhoischen Cystitis colli ist meist
mit Schwierigkeiten verknüpft, weil die Symptome der Urethritis
posterior das Krankheitsbild beherrschen. Zwar finden wir
manchmal Druckempfindlichkeit in der Blasengegend und andere
subjektive Beschwerden, die auf die Blase hindeuten, aber
absolut beweisend sind sie nicht. Auch die Zwei- oder Dreigläserprobe liefert nicht ganz sichere Resultate. Wir können
aber durch wiederholte Ausführung dieser Probe zu einem an-
nährend sicheren Schluß gelangen. Volle Aufklärung gibt das
cystoskopische Bild. Wie bereits ausgeführt, ergibt die Cystoskopie stets das Freisein der eigentlichen Blase. Nur der
Blasenhals ist an dem Krankheitsprozeß beteiligt. Selbstverständlich ist die Cystoskopie im akuten Stadium der Krankheit strengstens kontraindiziert.

Was die Trübung des Urins betrifft, so ist die Zweigläserprobe nur mit Vorsicht zu verwerten. Die zweite Harnportion kann nämlich auch bei der Urethritis posterior einen verschiedenen Grad von Trübung aufweisen. Auch bei der Dreigläserprobe bekommen wir nicht immer ein deutliches Resultat. Wenn eitriges Sekret in die Blase regurgitiert, wird die letzte Portion immer trübe sein. Es empfiehlt sich daher, die Untersuchung wiederholt mit kurzen Miktionspausen vorzunehmen. Wenn dann die letzte Harnportion konstant trübe ist, besonders, wenn die letzten Tropfen eine starke Trübung zeigen, dann sind wir berechtigt, eine Cystitis colli anzunehmen. War nämlich die Pause nach gründlicher Miktion sehr kurz, so konnte sich inzwischen in der Pars posterior nicht so viel Sekret ansammeln, um eine Trübung herbeizuführen. Diese muß dann aus der Blase stammen. Ein anderes wichtiges Zeichen ist schließlich der hämorrhagische Urin. Bei einer akuten gonorrhoischen Cystitis colli bestehen oft Blutungen; der Urin ist dann in allen Portionen hämorrhagisch.

Die gonorrhoische Cystitis colli bedarf meist keiner besonderen Behandlung. Vielmehr gelten hier dieselben Indikationen wie bei der Urethritis posterior. Von großem Vorteile aber sind die Balsamika in Verbindung mit einem inneren Desinfiziens. Mir haben sich in dieser Beziehung die Buccosperinkapseln bewährt, durch deren Gebrauch der Urin bald geklärt und die Reizerscheinungen gemildert werden. Wird das innere Mittel schon von vornherein regelmäßig genommen, so dürfte eine gonorrhoische Cystitis colli überhaupt selten vorkommen. Gerade hier offenbart sich der Wert eines inneren Antigonorrhoikums als Prophylaktikum. Ich selbst habe im letzten Jahre meiner Praxis nicht einen einzigen Fall von akuter Cystitis colli gesehen.

Neben dieser schonenden, ausschließlich internen Therapie ist in erster Linie absolute Bettruhe wenn irgend möglich durchzuführen. Der Patient nehme eine blande Diät und sorge für leichten Stuhlgang. Alkoholika sind zu vermeiden. Nutzbringend sind alkalische Wässer, wie Biliner, Fachinger, doch nur, wenn nicht gleichzeitig eine Phosphaturie besteht. In solchen Fällen darf man die Alkalinität des Urins nicht noch mehr erhöhen. Gegen den lästigen Harndrang verordne man warme Sitzbäder, warme Applikationen in der Blasengegend; in hartnäckigen Fällen wird man jedoch ein Narkotikum als Suppositorium verabfolgen müssen.

Wenn bei dieser Behandlung die initialen Reizerscheinungen gemildert wurden, kann man zur lokalen Behandlung übergehen. Am besten eignen sich hierzu die Didayschen Spülungen. Wir führen einen geknöpften Katheter in die Pars posterior und injizieren eine schwache Argentum-Lösung (1 : 6000) mittelst der gebräuchlichen Blasenspritze. Diese Spülungen wirken oft überraschend schnell; mitunter hören bereits nach 2 bis 3 Spülungen alle Symptome auf und die Kranken bleiben dauernd geheilt. Bestehen aber die cystitischen Beschwerden fort, so müssen wir mit der Möglichkeit rechnen, daß es sich um die sehr seltene Beteiligung auch der eigentlichen Blasenschleimhaut handelt, bei der dann ausgiebige Spülungen am Platze wären.

Bei gründlich durchgeführter interner und allgemeiner Therapie kann man die Prognose der gonorrhoischen Cystitis günstig stellen. Fälle mit Übergang in eine chronische Cystitis, mit Komplikation der Niere, oder gar mit letalem Ausgange sind äußerst selten. Ob insbesondere die akute gonorrhoische Cystitis sich auf die Ureteren und weiterhin auf das Nierenbecken fortsetzt, ist eine strittige Frage. Man hat angenommen, daß die Infektion der oberen Harnwege direkt durch die Lymphwege oder durch die Zirkulation stattfinde. Wir brauchen hier nicht des näheren auf die gonorrhoischen Nierenaffektionen einzugehen, denn einmal sind sie selten, sodann aber erfordern sie eine chirurgische Behandlung. Die Möglichkeit einer renalen gonorrhoischen Infektion, insbesondere das gelegentliche Auftreten einer Pyelitis gonorrhoica ist durch unsere modernen Untersuchungsmethoden, insbesondere durch den Ureterenkatheterismus sicher erwiesen.

11. Rektalgonorrhöe.

Die Übertragung der Gonorrhöe auf das Rektum kann beim Manne durch Coitus per anum bedingt sein. Abgesehen davon ist eine direkte Infektion des Rektums beim Manne äußerst selten. Dagegen kommt es häufiger vor, daß durch die Perforation eitriger Prozesse in den Mastdarm eine Gonorrhöe hierselbst etabliert wird.

Da für diese Entstehung der Rektalgonorrhöe in der Literatur kaum ein Fall vorliegt, so möchte ich im folgenden auf meine Publikation aus der Jadassohnschen Klinik (zwei Fälle von Rektalgonorrhöe als Folge von Entleerung gonorrhoischer Eiteransammlungen ins Rektum) ausführlicher eingehen, um so mehr als dieselbe trotz Veröffentlichung in der Berliner klinischen Wochenschrift (1901, Nr. 4) in keinem der seither erschienenen Bücher oder sonstigen Publikationen berücksichtigt worden ist.

Jadassohn selbst hatte bereits kurz vorher in der Festschrift für Neumann (Beiträge zur Dermatologie und Syphilis, Leipzig und Wien 1900) einen diesbezüglichen Fall publiziert:

Es handelte sich um einen ambulant behandelten Studenten mit akuter Gonorrhöe, bei dem in der 3. bis 4. Woche unter Temperatursteigerung, Harndrang und Druck im Rektum eine linksseitige akute Spermatocystitis auftrat; nach einigen Tagen mit zum Teil hohen Abendtemperaturen Entleerung ziemlich reichlicher eitriger Massen und Nachlaß der Beschwerden. Durch Expression vom Rektum ließ sich noch etwas Eiter, in dem Gonokokken nicht nachweisbar waren, aus der linken Samenblase auspressen. Nach wenigen Tagen wiederum dieselben Rektalbeschwerden und leichtes Fieber.

Man fühlte nun deutlich von der Prostata abgesetzt eine ins Rektum vorspringende kugelige Vorwölbung, über der die Mastdarmschleimhaut frei verschieblich war, die ganz deutlich den Eindruck einer Zyste machte und noch immer nicht sehr schmerzhaft war. Auch bei intensivem Druck entleerte sich nichts aus der Urethra und die Spannung der deutlich in der Vorwölbung vorhandenen Flüssigkeit verminderte sich nicht. Da nach einigen weiteren Tagen die Schwellung etwas zugenommen hatte, wurde Patient behufs operativen Eingriffs auf eine chirurgische Hospitalabteilung verbracht. Hier wurde ohne Narkose nach Desinfektion des Mastdarms im Spekulum eine kleine Inzision gemacht, etwa ein Eßlöffel mit Blut vermengten Eiters entleert, in dem mikroskopisch weder Gonokokken noch andere Bakterien gefunden wurden. Die Kulturen waren stark verunreinigt. Jodoformgaze-Tamponade der Wundhöhle und des Rektums. Der Tampon aus der Wundhöhle wurde am nächsten Tage entfernt. Die Heilung ging sehr schnell vor sich, nach etwa 8 Tagen war nur noch ein kleiner Granulationspfropf zu konstatieren. Zugleich aber fing Patient an über brennende Schmerzen im Rektum, namentlich bei den Defäkationen, doch auch unabhängig von ihnen zu klagen, mit den Fäzes wurde Eiter entleert, in dem sich Gonokokken fast in Reinkultur fanden; die Mastdarmschleimhaut war diffus gerötet, mit Eiter belegt; in der Folgezeit wurden dann noch wiederholt im Mastdarm Gonokokken konstatiert, das letzte Mal drei Monate nach der Operation, trotz Behandlung des Rektums mit Ichthyol- und Argent. nitr.-Spülungen.

Die Besprechung dieses Falles möchte ich mit der des zweiten, den ich selbst in der Klinik beobachtet habe, verknüpfen.

Der bisher nie venerisch erkrankt gewesene 25jährige Monteur C. K. infizierte sich am 21. V. 1900 mit Gonorrhöe, die Patient gleich nach dem Auftreten der ersten Symptome auf ärztlichen Rat mit Injektionen behandelte, unter denen der eitrige Ausfluß und der imperiöse Harndrang bald nachließen. Nach etwa 14 Tagen zeitweise drückende und stechende, bei der Defäkation sich steigernde Schmerzen im Mastdarm. Mitte Juni plötzliche Harnverhaltung, die durch einmaligen Katheterismus von seiten des Arztes behoben wurde, unmittelbar darauf geringe Hämaturie und Zunahme der Beschwerden im Mastdarm, seitdem will Patient häufig mit dem Stuhlgang Eiter entleert haben.

Bei der Aufnahme in die Klinik bestand reichlicher eitriger Ausfluß aus der Urethra, in dem intra- und extrazelluläre Gonokokken keine anderen Mikroorganismen, massenhaft Eiterkörperchen und nur vereinzelte Plattenepithelien vorhanden waren. Im Spülwasser der anterior reichlich Flocken, in ihnen gleichfalls Eiterkörperchen und Gonokokken, Urin nach Ausspülung der anterior in beiden Portionen diffus getrübt, sauer, ohne Blutbeimengung, im Sediment reichlich Gonokokken und Eiterkörperchen, keine anderen Bakterien, keine Zylinder, keine Spermatozoen. Geringe Albuminurie, sehr häufiger Harndrang, namentlich nachts. Prostata in allen Dimensionen mäßig vergrößert; von der Umgebung gut abgrenzbar, oberer Rand erreichbar, ziemlich hart, nirgends Fluktuation. Rektalschleimhaut nicht gut verschieblich. Eine Kommunikation mit dem Rektum ist bei der sehr schmerzhaften Palpation nicht zu konstatieren; nach mäßig starker Expression erscheint am Orificium massenhaft grüngelblicher Eiter; in ihm viele extrazelluläre, wenig intrazelluläre Gonokokken, sowie viele schwach bewegliche Spermatozoen. Samenblasen, Hoden, Nebenhoden und Samenstrang beiderseits ohne nachweisbare Veränderung.

Auf der Rektalschleimhaut, die stellenweise gerötet und geschwollen ist, eitriger Belag; eine Perforation nicht zu finden. Im Eiter stellenweise Haufen meist extrazellulärer nach Gram färbbarer Diplokokken, keine Gonokokken.

Allgemeinbefinden gut, kein Fieber. Ohne erhebliche Störung des Allgemeinbefindens nach zwei Tagen plötzliche Temperatursteigerung bis 40,2, dabei sehr häufiger Harndrang. Oberhalb des linken Prostatalappens, mit ihm nicht unmittelbar zusammenhängend, eine harte, nicht druckempfindliche Partie, die sich nach außen oben fortzusetzen schien, doch war mehr als der untere Pol bei der Palpation nicht erreichbar. Bei Druck auf diese Gegend entleert sich aus der Urethra reichlich gelber, dicker Eiter, in dem Gonokokken nicht nachweisbar waren. Am exprimierenden Finger gelblicher Schleim, darin viele Eiterkörperchen und nach Gram färbbare Diplokokken. Das beträchtliche Fieber blieb auch in den nächsten Tagen in gleicher Intensität bestehen, ohne daß Patient irgendwelche Beschwerden empfand; der Harndrang ließ nach, der Stuhlgang war meist mit eitrigem Schleim vermengt, in dem niemals Gonokokken nachweisbar waren. Da nach einigen Tagen die Temperatur 40,6 erreichte, wurde behufs eventueller chirurgischer Intervention Herr Prof. Girard konsultiert, der entsprechend der linken Samenblase eine sich nach unten verwölbende, harte, kaum druckempfindliche Geschwulst konstatierte; ihr oberer Rand nicht erreichbar, nirgends Fluktuation, keine nachweisbare Kommunikation mit dem Rektum. Da bei dem vortrefflichen Allgemeinbefinden des Patienten trotz des hohen Fiebers direkte Gefahr nicht vorhanden war und da die in Betracht kommende Operation (Inzision der Samenblase vom Perineum aus) immerhin eine sehr eingreifende gewesen wäre, wurde vorläufig von einem operativen Eingriff abgesehen. In den folgenden Tagen sank denn auch die Temperatur kontinuierlich bis zu normaler Höhe; die Urethralgonorrhöe heilte unter Behandlung der Harnröhre mit Ichthargan 1,0/2000 aus, die Prostata wurde weicher und kleiner, das aus ihr exprimierte Sekret blieb dauernd ohne makroskopisch sichtbare Beimengung von Eiter; nur die Geschwulst der linken Samenblase hielt sich konstant, das aus ihr exprimierte Sekret war grauweiß, glasig durchscheinend mit einzelnen kleinen Fetzchen vermengt, mit vielen Eiterkörperchen, wenigen unbeweglichen Spermatozoen, ohne nachweisbare Mikroorganismen. Patient fühlte sich vollkommen wohl, wiederholte Untersuchungen des Rektums auf Gonokokken blieben negativ, bis eines Tages der Kranke ohne irgendwelche Beschwerden mit dem Stuhlgang etwa zwei Eßlöffel Eiter entleerte. Nun wurde der Befund ein wesentlich anderer: Die Rektalschleimhaut im ganzen geschwollen, stellenweise lebhaft injiziert, oberhalb des Sphinkters einige flache Erosionen, am oberen Rand der Prostata haftet der geröteten Schleimhaut eine erhebliche Menge zähen Eiters an, mit der Platinöse nur schwer abhebbar; auch, nachdem die Masse in toto entfernt, läßt sich eine Perforation nicht nachweisen. Das auf dem Objektträger ausgebreitete Präparat ist etwa pflaumengroß, hat ein z. T. eigentümlich glasig durchscheinendes, sagokornähnliches, z. T. rein eitriges Aussehen. Spermatozoen sind in ihm nicht nachweisbar, es enthält typische intrazelluläre Gonokokken, stellenweise in Reinkultur, massenhaft Eiterkörperchen. Ein von einer beliebigen Stelle der Rektalschleimhaut mit der Platinöse genommenes Präparat enthält gleichfalls, fast in Reinkultur, typische Gonokokken. In der folgenden Zeit war der Stuhlgang meist mit eitrigem Schleim vermengt, in diesem und in Präparaten von der immer weiter geröteten Rektalschleimhaut wurden wiederholt Gonokokken nachgewiesen. Die Geschwulst der linken Samenblase war fortan als kleiner derber, etwa bohnengroßer, nicht druckempfindlicher Tumor fühlbar, bei der Expression entleerten sich aus der Urethra globulinähnliche Gebilde, in denen viele Eiterkörperchen, doch keine Gonokokken mikroskopisch nachweisbar waren.

Die Rektalgonorrhöe wurde mit Ichthargan-, dann mit Argent. nitr.-Spülungen, sowie mit Ichthyolklysmen behandelt, doch kehrten mit Aussetzen der Therapie die unter der Behandlung verschwundenen Gonokokken stets wieder. Patient wurde, da er sich vollkommen gesund fühlte, mit der Anweisung, sich weiter Mastdarmspülungen zu machen, nach einigen Wochen entlassen.

Rekapitulieren wir nun kurz die wesentlichsten Momente im Verlaufe beider Fälle, so haben wir in Fall I:

Gonorrhöe, Spermatocystitis acuta, Entleerung in die Urethra, gonorrhoische Eiteransammlung (wahrscheinlich ein sogenannter „Pseudoabszeß") an der unteren, hinteren Fläche der Prostata. Die Entscheidung der Frage, von welchem präformierten Gebilde dieselbe ausging, ob sie ursprünglich in der Prostata gelegen und aus ihr gleichsam hervorgewachsen war, ob sie sich in einer abgesprengten, akzessorischen Drüse entwickelte, oder ob sie mit dem Sinus prostaticus in Zusammenhang stand, war kaum möglich. Da nach Gegenbaur[1]) der Ductus ejaculatorius sich manchmal in den Sinus prostaticus öffnet, und auch Vajda[2]) die Möglichkeit zugibt, „daß das pathologische Sekret der Spermatocystitis sich in den dünnen Uterus masculinus entleert, beziehungsweise dahin durchbricht, indem das Samenbläschen schon physiologisch in denselben mündet, oder pathologisch die dünne Wand, die zwischen Vesicula seminalis und dem Fundus uteri masculini besteht, durch Usur zugrunde geht," neigt Jadassohn der Annahme zu, daß dieser Pseudoabszeß bedingt war durch Infektion des Utrikulus bei der Entleerung der gonorrhoischen Spermatocystitis.

Im zweiten Falle ist zunächst zu entscheiden, ob es im Anschluß an die Gonorrhöe zu einer wirklichen Abszedierung der Prostata oder nur zu einem Pseudoabszeß in ihr gekommen ist. Der plötzliche Beginn mit einer Harnverhaltung, die mehr diffuse, gleichmäßige Schwellung der ganzen äußerst druckempfindlichen Prostata scheinen mir mehr für einen wirklichen Abszeß, als für einen Pseudoabszeß zu sprechen. Dieser Abszeß muß dann ins Rektum durchgebrochen sein. Da der Patient bei seiner Aufnahme eine Rektalentzündung (ohne Gonokokken) hatte, so liegt gewiß am nächsten, diese auf den Abszeßdurchbruch zurückzuführen. Daß die Perforationsstelle im Spekulum nicht zu sehen war, spricht selbstredend nicht gegen die Annahme, daß eine Perforation stattgefunden hatte; denn diese konnte sich schon wieder geschlossen haben, oder sie ist uns trotz aller Mühe bei der Untersuchung entgangen.

---

[1]) Lehrbuch der Anatomie.

[2]) Bibliothek der gesamten medizinischen Wissenschaften. Lieferung 175/176, S. 231.

Weiterhin kam es in unserem Falle zu einer linksseitigen akuten Spermatocystitis, die später gleichfalls ins Rektum durchbrach und nun, wie im Fall I der Pseudoabszeß, eine Mastdarmgonorrhöe verursachte, die, was besonders wichtig zu betonen ist, ohne alle Beschwerden auftrat.

An der Tatsache der Entleerung von Samenblaseninhalt ins Rektum ist nicht zu zweifeln, denn die im Rektum gefundenen Massen hatten absolut das Aussehen der sogenannten Globuline und fanden sich nur das eine Mal, nachdem der Patient größere Massen von Eiter aus dem Rektum entleert hatte. Wo freilich die Perforation stattgefunden hatte, konnten wir nicht entscheiden; am nächsten liegt es gewiß anzunehmen, daß die Spermatocystitis sich in die Prostataabszeßhöhle und durch diese (auf dem Wege der von früher bestehenden Fistel) ins Rektum entleert habe. Wie dem auch sein mag, der kausale Zusammenhang der Rektumgonorrhöe mit der Spermatocystitis ist durch die klinische Beobachtung jedem Zweifel entrückt. Die Tatsache, daß nicht schon der nach dem Rektum durchgebrochene Eiter aus der Prostata die Rektalschleimhaut infiziert hat, zwingt uns zu der Annahme, daß dieser Eiter zur Zeit des Durchbruches keine Gonokokken enthielt, denn die Empfindlichkeit der Mastdarmschleimhaut gegen Gonokokken ist nach unseren jetzigen Erfahrungen eine so große, daß, wenn diese Mikroorganismen auf sie gelangen, sie wohl notwendigerweise infizieren müssen. Ob der Eiter steril war, ob andere Mikroorganismen in ihm vorhanden waren, das läßt sich natürlich nicht entscheiden. Jedenfalls scheint aus dem Verlauf hervorzugehen, daß ein Gonokokken nicht enthaltender Eiter eine, natürlich nicht im eigentlichen Sinne gonorrhoische Rektitis bedingen kann. Auch dieses Vorkommnis bedarf noch weiterer Studiums, da in der Literatur bisher eine Scheidung von gonorrhoischen und nicht gonorrhoischen Entzündungen in den wenigen Fällen, die überhaupt erwähnt sind, nicht gemacht wurde.

Aus den oben mitgeteilten beiden Fällen geht die für die Praxis wichtige Tatsache hervor, daß eine gonorrhoische abszedierende Prostata- resp. Samenblasenentzündung nach spontanem Durchbruch oder nach Inzision vom Rektum aus zur Rektalgonorrhöe führen kann und es fragt sich nun, ob die Möglichkeit dieser für den Patienten immerhin nicht gleichgültigen Komplikation auf die Therapie dieser Abszesse einen Einfluß auszuüben hat.

Bei sich nach dem Rektum zu vorwölbenden Abszessen der Prostata operiert ein Teil der Autoren, z. B. Zuckerkandl[1]), Finger[2]) prinzipiell vom Damm aus, von Frisch[3]) geht von dem Perinealschnitt nur ab in spät zur Behandlung kommenden Fällen, wenn die Eiterhöhle unmittelbar unter der Rektalschleimhaut liegt, während andere in allen Fällen vom Rektum operieren.

Doch ist von allen diesen Autoren die Möglichkeit einer Rektalgonorrhöe noch nicht in Betracht gezogen worden. Um dieser Gefahr vorzubeugen, empfiehlt Jadassohn für die Fälle mit Eiteransammlung dicht unter der Rektalschleimhaut folgendes Verfahren, das aller Wahrscheinlichkeit nach eine Rektalgonorrhöe unmöglich machen wird:

„Inzision nach den üblichen Vorbereitungen vom Mastdarm aus; mehrmalige Injektion 1%iger Argentum nitricum-Lösung in die Abszeßhöhle; Ausspülung des Mastdarms mit 1 : 1—3000 Argentum nitricum-Lösung; Drainage nach Casper mit Drain und Jodoformgaze; tägliche Ausspritzung der Abszeßhöhle mit 1%iger und des Mastdarms mit schwacher Argentumlösung; möglichst späte Entfernung des Drains und noch einige Zeit lang (bis man sich von dem definitiven Verschluß der Wunde mit dem Mastdarmspiegel überzeugt hat) prophylaktische Ausspülung des Rektums mit 1 : 1—3000 Argentum nitricum-Lösung, ev. auch Einlegung von Ichthyol-Suppositorien, die wohl ebenfalls gegen eine Mastdarminfektion prophylaktisch wirksam sein werden."

Aus diesen beiden trotz ihrer Seltenheit auch für den Praktiker wichtigen Fällen ergibt sich nun ohne weiteres auch das klinische Bild der Rektalgonorrhöe. Für die Diagnose ist der Gonokokkennachweis unentbehrlich. Die Prognose darf im allgemeinen als günstig gestellt werden, wiewohl die endgültige Heilung oft große Schwierigkeiten verursacht.

---

[1]) Wiener med. Presse, 1889, Nr. 21 u. 22, und Wiener klinische Wochenschrift, 1893, Nr. 26.

[2]) Blennorrhöe der Sexualorgane, 1896, S. 279.

[3]) Krankheiten der Prostata, 1899, S. 47.

Die Behandlung besteht, wie auch aus den Krankengeschichten hervorgeht, im wesentlichen in ausgiebigen antiseptischen Spülungen. Daneben werden, namentlich wenn das Leiden mit stärkeren Beschwerden verknüpft ist, oft warme Sitzbäder eventuell mit Zusatz von Thiopinol oder Kamillen von Nutzen sein.

Metastasen der Gonorrhöe.

Gonorrhoische Allgemeininfektion.

Obgleich der Gonokokkus ein exquisiter Schleimhautparasit ist, steht es fest, daß seine Verschleppung durch die Blutbahn möglich ist und auch nicht selten eintritt. Zwar wuchert er nicht im Blute und verursacht nie eine eigentliche gonorrhoische Septikämie, aber er kann durch den Blutstrom auf jedes beliebige Epithel oder Endothel geführt werden, woselbst er kräftig proliferiert und oft die schwersten Entzündungen verursacht.

Das Prototyp einer solchen hartnäckigen Metastase ist die gonorrhoische Arthritis. Die Metastasierung der Gonorrhöe erfolgt nur äußerst selten von der Urethritis anterior aus, vielmehr gibt erst die Urethritis posterior Veranlassung zu dieser Komplikation. Die Gonokokken scheinen sich nun mit Vorliebe auf der Synovialmembram der Gelenke anzusiedeln. Der Beginn der Erkrankung fällt gewöhnlich in die zweite oder dritte Woche der akuten Gonorrhöe. Bezüglich der Häufigkeit der gonorrhoischen Arithritis wird eine Frequenz von $1\text{—}2\,{}^0/_0$ angenommen. Wie es scheint, werden einige Gelenke besonders häufig befallen. Am meisten neigen das Knie- und Fußgelenk zur Infektion, nächstdem folgen das Handgelenk und der Ellbogen, am seltensten werden Hüft- und Kiefergelenk befallen. Eine Polyarthritis gonorrhoica ist äußerst selten. Meist wird nur ein großes Gelenk befallen, oder mehrere kleine Gelenke einer Extremität, also die Fingergelenke etwa. Natürlich braucht die Arthritis nicht auf ein Gelenk beschränkt zu bleiben, vielmehr kann sie sprungweise auch andere Gelenke befallen.

Eine sichere Trennung von der akuten rheumatoiden Arthritis läßt sich nach den Symptomen und dem Verlauf nicht vornehmen, und oft können wir nur aus dem gleichzeitigen Bestehen der Gonorrhöe auf die Natur der Arthritis schließen.

Die Krankheit setzt meistens ganz spontan mit Schmerzen und Schwellung im Gelenk ein. Sie kann sich jedoch langsam entwickeln. Eigentümlich ist in dieser Beziehung eine gewisse Übereinstimmung mit dem Verlauf der Gonorrhöe, derart, daß bei subakutem Charakter der letzteren auch die Arthritis subakut entsteht, ebenso bei akutem oder chronischem Verlauf. Die hydropische Schwellung des Gelenks ist meist nicht sehr bedeutend. Am Kniegelenk kann man das Ballottement der Patella nachweisen. Die Haut ist nicht gerötet, das Gelenk anfangs in seiner Beweglichkeit wenig gehindert. Bei protrahiertem Verlauf kann es jedoch zu Läsionen der Synovia, zu Granulationen der Gelenkflächen und damit zu schweren Bewegungsstörungen kommen. Das Exsudat in die Gelenkhöhle ist seröser Natur, neigt aber zu sehr langsamer Resorption. Darum besteht der Hydrops oft Monate lang, und schließlich können echte Ankylosen und eine Arthritis deformans resultieren. Auch das periartikuläre Gewebe nimmt zuweilen an der Entzündung teil, Schwellung und Schmerzhaftigkeit der ganzen Gelenkgegend werden dadurch vermehrt, doch wird die Fluktuation dabei weniger bemerkbar.

Das gonorrhoische Exsudat in den Gelenken ist meist rein serös, eine wenig getrübte etwas sanguinolente Flüssigkeit. Die Arthritis kann jedoch in eine suppurative Form übergehen, wobei gewöhnlich Mischinfektionen vorliegen. Diese eitrigen Fälle sind es, die zu tiefgehenden Zerstörungen des Gelenks und zu Ankylosen führen. Andererseits gibt es Fälle mit so geringer Exsudation, daß eine Schwellung des Gelenks kaum wahrnehmbar ist. Die Patienten klagen dabei auch nur über ganz leichte ziehende oder reißende Schmerzen, die hie und da an den Gelenken auftreten und bald verschwinden. Andere geben nur an, sie hätten eine geringe Erschwerung der Bewegung, eine Steifigkeit in den Gelenken. Die Fälle pflegen spontan abzuklingen.

Von Allgemeinerscheinungen, die eine gonorrhoische Arthritis begleiten, erwähnen wir das Fieber, das die Krankheit entweder einleitet oder sich im Laufe derselben einstellt. Der Charakter des Fiebers ist ein remittierender, mit Remissionen am Morgen.

Den Klagen eines Patienten über Beschwerden an den Gelenken müssen wir von vornherein unsere größte Aufmerksamkeit schenken, denn keine Komplikation der Gonorrhöe kann hartnäckiger werden und zu unangenehmeren Folgen führen als die gonorrhoische Arthritis. Sobald die Gefahr einer Gelenkmetastase besteht, beschränken wir uns in der lokalen Behandlung der Gonorrhöe auf möglichst reizlose Maßregeln. Bei Urethritis anterior wenden wir Tubogonal mit Thallinum sulfuricum an; bei der Urethritis posterior vermeiden wir die Einführung von Instrumenten oder Spülungen unter hohem Druck, da alle solche Maßregeln die Metastasierung provozieren könnten. In allen Fällen ist eine interne Medikation von großem Vorteil.

Bei der Behandlung der Arthritis selbst müssen wir vor allem der Ankylosierung vorbeugen. Das Gelenk ist bei der akuten Form ruhig zu stellen und in hartnäckigen Fällen mittels einer Schiene zu fixieren. Gegen die Schmerzen verordnen wir Aspirin oder Pyramidon. Sobald die Schmerzen nachgelassen haben, sorgen wir für eine freiere Bewegung des Gelenks. Der Verband muß locker sein, und man muß die Stellung des Gelenks häufig wechseln, um eine Ankylose zu verhindern. Noch bessere Wirkung erzielen wir aber mit der Bierschen Stauung, die gerade in frischen Fällen anzuwenden ist, sobald der Patient es vertragen kann. Oberhalb des Gelenks wird eine Stauungsbinde so angelegt, daß eine leichte venöse Stauung entsteht; die Binde kann bis zu 24 Stunden liegen bleiben. Wird hiermit kein befriedigender Erfolg erzielt, so wende man die Heißluft-Stauung an. Steht ein Heißluftapparat nicht zur Verfügung, so sind heiße Sandsäcke oder Schlammpackungen ausreichend. Jodpinselungen unterstützen die Resorption.

Mit dem Nachlassen der Beschwerden sorgen wir immer mehr für aktive und passive Bewegung des Gelenks. Auch leichte Massage ist, wenn sie vertragen wird, ein vorzügliches Mittel, der Ankylosierung entgegenzuwirken. Ist eine solche eingetreten, so hat die chirurgisch-orthopädische Behandlung Platz zu greifen.

Außer den Gelenken können alle übrigen Teile des Bewegungsapparates gonorrhoisch affiziert werden. Besonders an der Hand und von den Fingergelenken aus können sich Sehnenscheidenentzündungen entwickeln. Auch eine gonorrhoische Periostitis wird gelegentlich beobachtet. Erwähnung verdient schließlich noch an dieser Stelle die Achillodynie. Der Patient hat beim Gehen oder Auftreten recht heftige Schmerzen am Knöchel oder am Hacken. Ob dieses Leiden bedingt ist durch eine gonorrhoische Bursitis oder durch eine Affektion der Achillessehne oder eine Periostitis, steht noch dahin. Meistens ist das Leiden auf einen Fuß beschränkt. Die Partie oberhalb der Ferse ist ein wenig geschwollen und druckempfindlich. Die Achillodynie ist ein hartnäckiges Leiden, das sich nicht nur über eine lange Periode hinzieht, sondern auch zu häufigen Exacerbationen neigt. Für die Behandlung gilt im wesentlichen das für die gonorrhoische Arthritis Gesagte. Die Biersche Stauung hat hier ein besonders dankbares Feld.

Endokarditis.

Eine reine gonorrhoische Endokarditis ist selten. Aber analog dem akuten Gelenkrheumatismus wird auch bei gonorrhoischer Arthritis sehr häufig das Herz befallen. Die Entzündung des Endokards verläuft jedoch hier zuweilen so milde, daß ernstere Erscheinungen nicht bemerkt werden. Der Patient hat vielleicht nur einige vage Herzbeschwerden, Herzklopfen und Unruhe, die Erscheinungen schwinden bald und der Prozeß heilt, ohne bemerkbare Läsionen zu hinterlassen. In anderen Fällen werden geringe Temperatursteigerungen mit Schüttelfrösten beobachtet, es treten deutlichere Herzbeschwerden auf, Beklemmung, Arythmie, deutlich ist ein Mitral- oder Trikuspidalgeräusch wahrzunehmen. Es handelt sich hier schon um ernstere Störungen mit endokarditischen Auflagerungen, die zur Entwicklung bleibender Herzfehler führen. Schließlich gibt es auch Fälle mit hohem Fieber, die letal endigen. Bezüglich der Therapie muß auf die Lehrbücher der inneren Medizin verwiesen werden.

Andere Metastasen.

Es gibt keine Körperhöhle, die nicht im Laufe der Gonorrhöe von Metastasen befallen werden könnte. So sind gonorrhoische Peritonitis, Pleuritis und Meningitis zwar selten, doch sicher beobachtet worden. Wir gehen nur nicht weiter auf dieselben ein, weil ihre Behandlung nicht mehr in den Rahmen dieses Buches fällt. Ebenso ist hier nur daran zu erinnern, daß gonorrhoische Myelitis und Polyneuritis vorkommen können. Auch auf der Haut macht die Gonorrhöe zuweilen Metastasen in Form von Exanthemen, die zu gonokokkenhaltigen Beulen und Abszessen führen können.

Häufiger als die vorhergehenden Metastasen ist vielleicht die gonorrhoische Infektion der Konjunktiva und Iris, die zweifellos auf dem Blutwege erfolgen kann. Natürlich sind diese Metastasen wohl zu unterscheiden von der durch den Patienten selbst auf das Auge übertragenen Infektion. Dasselbe ist von der Stomatitis zu sagen. Alle diese Komplikationen erfordern ebenfalls eine symptomatische, mehr spezialistische Behandlung, deren Erörterung hier unterbleiben darf.

V. Die chronische Gonorrhöe.

Bereits bei der Besprechung der chronischen Prostatitis haben wir betont, daß für die Feststellung einer chronischen Gonorrhöe in diesem Organe unbedingt der Nachweis des Gonokokkus gefordert werden muß. Dasselbe ist nun für die chronische Gonorrhöe überhaupt zu sagen. Es herrscht in der Begriffsbestimmung der chronisch gonorrhoischen Urethritis merkwürdigerweise noch einige Verwirrung, vielfach wird gar nicht unterschieden zwischen einer postgonorrhoischen Urethritis und einer echten chronischen Gonorrhöe der Harnröhre. Und doch ist diese Unterscheidung von größter Bedeutung, denn von ihr hängt vieles ab hinsichtlich der Behandlung sowohl, wie bezüglich der Prognose und der Gesunderklärung des Patienten. Wir müssen uns nur gegenwärtig halten, daß es in der Tat harmlose postgonorrhoische Urethritiden gibt, ja, daß diese vielleicht in der Mehrzahl der Fälle vorkommen. Diese auf eine akute Gonorrhöe folgende chronische Entzündung äußert sich hauptsächlich in dem Auftreten sog. Tripperfäden im Urin. Eine eigentliche Sekretion findet nicht mehr statt, nur des Morgens finden wir das Orificium durch geringe Mengen eines schleimigen Sekrets verschlossen, und durch Druck können wir einen Tropfen Sekret auspressen. Diese Beschreibung paßt nun zwar in groben Zügen auch auf die eigentliche chronische Gonorrhöe. Um letztere kann es sich jedoch nur handeln, wenn nachgewiesen wird, daß noch immer der Gonokokkus als causa movens wirksam ist. Zum Begriff des chronischen Trippers gehört also unbedingt die Chronizität der Gonokokken-infektion, und der Nachweis letzterer ist der einzige Beweis für das Bestehen der chronisch-gonorrhoischen Urethritis.

Daß die Gegenwart der charakteristischen Tripperfäden im Harn allein kein Kriterium für das Bestehen einer echten chronischen Gonorrhöe ist, beweist das häufige Vorkommen derartiger Filamente im Urin absolut gonokokkenfreier Fälle. Das Vorhandensein der Fäden deutet nicht einmal mit Sicherheit auf eine vorhergegangene Gonorrhöe. Ich kann die Befunde vieler Autoren durchaus bestätigen, wonach bei vielen Männern, die uns wegen geringer urethritischer Erscheinungen aufsuchen, Fäden oder Flocken im Urin gefunden werden. Dieselben enthalten jedoch nur Leukocyten. Auch bei Männern, die mit Bestimmheit eine gonorrhoische Infektion leugnen, werden wir den leukocytenhaltigen Schleimfäden begegnen. Wollten wir uns durch letztere bestimmen lassen, an dem Bestehen einer chronischen Gonorrhöe festzuhalten, so könnten wir häufig einen verhängnisvollen Fehler begehen. Man denke nur daran, wie wichtig die Diagnose für die Erteilung des Ehekonsenses ist. Die Erfahrung hat nun gelehrt, daß die Infektiosität der Fälle in geringem oder gar keinem Verhältnis zur Gegenwart der Filamente steht. Viele Männer mit andauernd fadenhaltigem Urin infizieren ihre Frauen niemals.

Dieser Standpunkt hinsichtlich der Bedeutung der Tripperfäden darf nun nicht einseitig behauptet werden, indem man ihnen gar keine Bedeutung zumißt. Ihre Gegenwart nötigt uns, stets sorgfältig auf Gonokokken zu fahnden. Der Nachweis derselben in den Schleimfäden ist allerdings nicht leicht. Wir dürfen uns niemals mit einem negativen Resultat der Untersuchung dieser Fäden begnügen, vielmehr sind für den Nachweis einer chronischen Gonorrhöe gründlichere Nachforschungen nötig, über die im diagnostischen Teile das Nähere erörtert werden soll.

Nach dieser strikten Unterscheidung zwischen der echten chronischen Gonorrhöe und der bloßen postgonorrhoischen Urethritis können wir uns über die Dignität der letzteren kurz fassen. Als Folge einer akuten gonorrhoischen Urethritis sind leichte entzündliche Erscheinungen von seiten der Harnröhre ein häufiges Vorkommnis. Dieser gutartige postgonorrhoische Katarrh wird oft gar nicht bemerkt, oder nur an einer geringen schleimigen Sekretion, sowie an den „Tripperfäden" wahrgenommen. Haben wir uns von der nichtinfektiösen Natur des postgonorrhoischen Katarrhs überzeugt, so können wir den Patienten über den Zustand beruhigen. Es bedarf oft gar keiner besonderen Therapie. Bei stärkeren katarrhalischen Erscheinungen und besonders bei drohender oder schon eingetretener pathologischer Veränderung der Urethralschleimhaut hat natürlich eine energische Behandlung Platz zu greifen.

Ätiologie und pathologisches Bild der chronischen Gonorrhöe.

Die Begriffsbestimmung der chronischen Gonorrhöe ist mit dem Vorhergehenden noch nicht restlos gegeben. Zugestanden, daß einzig der Gonokokkenbefund die chronische Urethritis von der harmlosen postgonorrhoischen trennt, so kann dies allein nicht das Wesen der chronischen Gonorrhöe konstituieren. Denn wir müssen uns fragen, wodurch unterscheidet sich der chronisch infektiöse Katarrh vom akuten. Oder gibt es hier gar keine Wesensverschiedenheit? Zweifellos finden wir zahlreiche Übergangsformen zwischen beiden Prozessen, und es ist schwer, eine scharfe Grenze zu ziehen. Es lassen sich aber doch gewisse Unterschiede zwischen dem akuten und chronischen Prozeß feststellen, die uns gleichzeitig über die Entstehung der chronischen Gonorrhöe Aufschluß geben.

Unterschiede sind nämlich einmal gegeben durch Abweichungen im infektiösen Charakter des Katarrhs und demzufolge Änderungen im Decursus morbi. Es ist nicht sicher, ob der Gonokokkus eine eigentliche Abschwächung seiner Virulenz erfahren kann. Dies würde ja in gewisser Weise das Chronischwerden der Gonorrhöe erklären. Eine Immunität gegen Gonokokken wird niemals erworben. Somit bleibt als einziges ätiologisches Moment die pathologische Veränderung der Harnröhrenschleimhaut und die dadurch bedingte Verschlechterung des Nährbodens für die Erreger. Im Laufe der akuten Entzündung wird nämlich das Zylinderepithel der Urethra in ein Plattenepithel metaplasiert. Ganz befriedigend ist die Ätiologie der chronischen Gonorrhöe aber damit noch nicht gegeben, denn wir wissen, daß auf dem veränderten Substrat akute Reinfektionen möglich sind. Begünstigt wird jedenfalls der chronische Prozeß durch das Verweilen der Gonokokken in den zahlreichen Schlupfwinkeln, die die Urethra uud alle in diese mündenden Organe darbieten. Vorzugsweise ist es die Prostata, von der aus der chronische Tripper unterhalten werden kann. Weiterhin sind die Morgagnischen Lakunen und Follikel der Urethra Niststätten für den Gonokokkus, der hier langsam wuchert. Auf der Schleimhautoberfläche selbst ist der Erreger nur sehr spärlich aufzufinden. Darum bietet auch der Nachweis der Gonokokken so große Schwierigkeit. Sitzen die gonorrhoischen Herde in abnorm tiefen Lakunen, die der lokalen Einwirkung nicht zugängig sind, so ist die Gefahr der Chronizität um so größer.

Die chronische Urethritis ist meistens in der Pars anterior lokalisiert. Die Pars posterior, insbesondere die Pars prostatica, kommt hauptsächlich in Frage, wenn eine vorhergegangene Prostatitis hierselbst eine ständige Infektionsquelle vorbereitet. Im pathologisch-anatomischen Bilde zeigen die postgonorrhoische Urethritis und die echte chronische Urethritis völlige Übereinstimmung. Wesentlich ist eine herdweis auftretende Metaplasie des Epithels. Zwischen Partien normalen Zylinderepithels liegen Inseln mit verändertem Epithelbelag und einer Rundzelleninfiltration der Submucosa. Die Gonokokken finden sich nur in diesen Herden, während regeneriertes Epithel anscheinend resistent ist gegen die Gonokokkeninvasion.

Mit der Dauer des Prozesses nehmen die Gonokokken in derartigen Herden ab. Die Stelle bleibt aber Sitz eines Infiltrates, das sich tief in das submuköse Bindegewebe erstrecken kann. Allmählich wird aus dem Rundzelleninfiltrat ein spindelzelliges und schließlich wird der Prozeß produktiv, indem mehr oder weniger Bindegewebe gebildet wird, das Indurationen und Schwielen bedingt. Auf diese Weise kommen die Strikturen der Harnröhre zustande. Für alle Teile der Urethra ist diese Bildungsweise die gleiche. In der Pars anterior ist es der follikuläre Teil, in der Pars posterior die Nähe der Ausführungsgänge der Prostata und Samenblasen, die vorzugsweise strikturiert werden.

Symptome und Diagnose der chronischen Gonorrhöe.

Sehr häufig ähnelt das Symptomenbild der chronischen Urethritis dem akuten Katarrh. Beide Zustände gehen direkt und allmählich ineinander über. Es besteht dann die profuse Sekretion, die nach und nach schleimig wird und an Menge abnimmt, bis schließlich nur noch eine schleimige Verklebung des Meatus zu finden ist. Die chronische Gonorrhöe kann aber auch nach scheinbarer Heilung der akuten mit ganz geringfügigen Zeichen bestehen. Eine kleine Menge Sekret, der „bon jour-Tropfen“, dringt des Morgens auf Druck aus der Urethra, durch eine Miktion wird die Harnröhre gereinigt, und im übrigen braucht kein weiteres Zeichen auf einen chronischen Prozeß hinzudeuten, außer natürlich den Filamenten, die stets im Harn zu finden sind. Unter den Tripperfäden hat man verschiedene Formen zu differenzieren gesucht, eine längere, mehr hyaline und eine konsistentere undurchsichtige Form. Einen diagnostischen Wert hat diese Unterscheidung nicht. Nur sollen die dickeren undurchsichtigen Fäden dem follikulären Teile der Harnröhre entstammen und auf eine schwerere Entzündung daselbst hindeuten.

Die symptomatologische Unterscheidung zwischen einer chronischen Urethritis anterior und posterior ist kaum durchzuführen, da prinzipielle Differenzen nicht deutlich wahrzunehmen sind. In beiden Fällen fehlen subjektive Beschwerden häufig vollständig. Das Auftreten der Fäden haben beide Formen der Urethritis gemeinsam. Die Zweigläserprobe kann eventuell erkennen lassen, ob der Prozeß in der Pars posterior lokalisiert ist. Auch kann die Form der bei der Urethritis posterior ausgeschiedenen Fäden unseren Verdacht erregen. Diese sind nämlich dann kurz und kommaförmig. Nimmt die chronische Urethritis posterior eine intensivere Form an, so treten allerdings deutlichere Symptome auf. Der Patient leidet dann wieder an Harndrang, schmerzhaften Miktionen und Störungen der Sexualfunktion. Besonders häufig sind, wie bei der chronischen Prostatitis, Ergüsse des Prostatasekrets, die Patient für unfreiwillige Samenergüsse hält. Durch diese Beschwerden kann der Kranke starke Einbuße an seiner Konstitution erleiden, vor allem besteht die Gefahr, daß sich eine sexuelle

Neurasthenie entwickelt. Kopf- und Kreuzschmerzen, Abgeschlagenheit und Verlust des Appetits lassen in dem Patienten immer mehr die Überzeugung einwurzeln, als leide er an einem schweren Übel, einem „Rückenmarksleiden" etwa. Gegen diese Depression und Hypochondrie ist oft schwerer anzukämpfen, als gegen das eigentliche Leiden.

Unsere diagnostische Aufgabe zerfällt nun in zwei Teile. Einmal handelt es sich darum, überhaupt einen postgonorrhoischen Katarrh festzustellen und denselben zu lokalisieren; zweitens muß auf das Genaueste eruiert werden, ob der Katarrh gonorrhoisch ist. Im voraus sei hier gleich auf eine große Schwierigkeit aufmerksam gemacht, die besonders in letzter Zeit erkannt worden ist. Wenn wir, wie dies bei der chronischen Gonorrhöe unbedingt geschehen muß, eine sorgfältige Anamnese aufnehmen, so wird ja gewöhnlich die Provenienz des Leidens aus der stattgehabten Infektion erhellen. Wir können jedoch auf Leute stoßen, die eine Infektion mit Recht oder zu Unrecht negieren. Schwierig wird der Fall nun, wenn die betreffende Person in der Tat Gonokokken im Urethralsekret aufweist. Es kann nämlich als sicher angenommen werden, daß es sog. Gonokokkenträger gibt. Wiederholt wurde der Gonokokkus auf einer ganz gesunden Schleimhaut gefunden, ohne daß jemals eine Infektion stattgehabt hätte. Derartige Fälle sind zwar relativ selten, immerhin muß aber auf deren Vorkommen hingewiesen werden. Sie lehren aber, daß wir mit größter Sorgfalt das gesamte klinische Bild des individuellen Falles in Betracht zu ziehen haben, und daß einzelne Erscheinungen an und für sich nichts besagen wollen.

Nachdem wir den Patienten äußerlich genau inspiziert und äußerlich Genitalien, Hoden, Perineum, Inguinalgegend sorgfältig palpiert haben, wenden wir uns zur Untersuchung des Urins. Am besten ist es, wenn wir die Untersuchung des Morgens vornehmen. Wir finden dann den morgendlichen Sekrettropfen am Meatus und können mittels der Zweigläserprobe am leichtesten Aufschluß über die Lokalisation des Prozesses bekommen. Wenn die Pars anterior affiziert ist, so enthält die erste Portion Fäden, die zweite ist klar. Bei Urethritis posterior sind beide Portionen reich an Filamenten. Im Laufe des Tages werden diese Feststellungen schwieriger. Wir helfen uns dann, indem wir die Pars anterior ausspülen. Wenn das Spülwasser klar abfließt und die darauf folgende Miktion einen fadenhaltigen Urin liefert, so liegt eine Urethritis posterior vor. Ist nur das Spülwasser fadenhaltig, so ist die Pars anterior entzündet.

Es handelt sich nun darum, den Gonokokkus im Sekret oder den Fäden nachzuweisen. Die Filamente der banalen Urethritis weisen nur Leukocyten und Epithelien auf. Aber auch bei der gonorrhoischen Urethritis ist, wie wir gesehen haben, der Gonkokkus nicht gleichmäßig in den Fäden anzutreffen. Er kann zeitweise völlig verschwinden und spontan wiederkehren. Darum muß das Sekret wiederholt nach bestimmten Intervallen durchforscht werden. Außerdem empfiehlt es sich, nicht das oberflächliche Sekret zu untersuchen, sondern das aus der Tiefe gewonnene. Dies gelingt sehr gut mittels der Crippaschen Knopfsonde. Nachdem der Patient seine Harnröhre durch eine Miktion von allem Sekret gereinigt hat, führen wir die Knopfsonde bis zum Bulbus ein. Dann legen wir den Penis flach auf den Handteller, drücken ihn leicht gegen den Bauch des Patienten und ziehen während dieser Kompression die Knopfsonde hervor. Was an der Sonde haften bleibt, oder danach durch Miktion entleert wird, genügt zur mikroskopischen Untersuchung. Natürlich darf die Sonde nicht eingefettet werden, sonst gelingt die Fixierung des Präparats nicht gut.

Zur Darstellung des mikroskopischen Präparats eignen sich am besten die kleinen dicken Flocken im Urin. Wir bereiten uns damit ein Schmierpräparat, das in der üblichen Weise gefärbt wird. Die Gonokokken liegen meistens extrazellulär in Haufen beieinander. Daneben finden wir Eiterkörperchen und Epithelien.

Ist es uns auf diese Weise nicht gelungen, den Gonokokkus nachzuweisen, so dürfen wir uns hiermit nicht begnügen, da die Tiefe der Schleimhaut bekanntlich den Erreger beherbergen kann. Als weiteres diagnostisches Mittel besitzen wir nun das provokatorische Verfahren. Wir versuchen, durch irgendeinen Reiz auf die Schleimhaut eine stärkere Sekretion hervorzurufen, wodurch die latenten Gonokokkenherde zu stärkerer Proliferation angeregt werden. Die Provokation erzielen wir entweder durch Injektion irritativer Substanzen oder durch mechanische Einwirkung.

Zur Provokation mittels chemischer Reize wird eine stärkere Silberlösung (2% Arg. nitr. oder Albargin) in die Harnröhre injiziert. Eventuell müssen mehrere Injektionen vorgenommen werden. Das sich bildende Sekret wird mittels Irrigation gewonnen, wobei gleichzeitig festgestellt wird, ob das Sekret der Pars anterior oder der Pars posterior entstammt. Wenn die Fäden vom hinteren Teile der Harnröhre herrühren, so nehmen wir auch eine Expression der Prostata vor, um zu eruieren, ob diese die latente Quelle der Infektion darstellt. Das negative Ergebnis einer einmaligen provokatorischen Reizung ist noch nicht beweisend. Es ist daher nötig, eine zweite Provokation, eventuell mit etwas stärkerer Lösung vorzunehmen. Wir können aber auch zum mechanischen Provokationsverfahren übergehen, das darin besteht, daß wir ein dickes Bougie in die Harnröhre führen, daselbst etwa 10 Minuten liegen lassen und den Penis dabei leicht massieren. Auch derartige provokatorische Dehnungen sind bei negativem Ausfall eventuell zu wiederholen.

Von eminenter Wichtigkeit ist nun fernerhin die Feststellung, wie weit der Prozeß sich in die Tiefe erstreckt, mit anderen Worten, ob Infiltrate des submukösen Gewebes vorliegen, die eine Striktur der Harnröhre bedingen können. Zu diesem Zwecke prüfen wir, ob die Passage eines Bougies auf einen Widerstand stößt, oder ob die Dehnbarkeit der Harnröhre beeinträchtigt ist. Den Widerstand finden wir am besten mit einer Knopfsonde oder einem Bougie, das an der Spitze eine eichelförmige Verdickung trägt. Bei vorsichtiger Einführung des Bougies gibt sich der tiefere Sitz der Entzündung schon dadurch kund, daß der Patient ein Stechen beim Passieren des Bougies an der betreffenden Stelle verspürt. Leicht können wir dann den infiltrativen Herd feststellen. Die Untersuchung mit der Knopfsonde oder dem Bougie versagt allerdings bei sehr engem Orificium, weil ja in diesem Falle das Bougie am Orificium externum schon eine engere Stelle zu passieren hätte, als in der eigentlich verengten Partie. Das beste diagnostische Hilfsmittel ist in solchen Fällen das Kollmannsche oder Otissche Urethrometer, mit dessen Hilfe wir gleichzeitig den Grad der Dehnbarkeit der Urethra an jeder beliebigen Stelle messen können. Das Urethrometer besteht im Prinzip aus einer Sonde, an deren vorderem Ende durch auseinander schraubbare Arme eine Erweiterung erzielt werden kann. Eine am hinteren Ende des Instrumentes befindliche Skala erlaubt uns den Grad der Dehnung in Charrière-Maßen abzulesen. In geschlossenem Zustande wird das Instrument eingeführt und im Vorrücken an den verschiedenen Stellen der Urethra erweitert. Je mehr an einer gegebenen Stelle die Dehnbarkeit herabgesetzt ist, desto tiefer ist das Infiltrat in das submuköse Gewebe vorgedrungen, desto mehr ist das normale Gewebe in narbiges umgewandelt.

Noch ein Mittel steht uns zur Verfügung, um die im Verlaufe der chronischen Gonorrhöe entstandenen Veränderungen der Urethralschleimhaut zu erkennen; das ist die direkte Inspektion mittels der Endoskopie. Da eine eingehende Besprechung dieses Verfahrens eine besondere Darstellung erfordern würde, so sei nur hier das Wichtigste in Kürze besprochen. Zur Beleuchtung der Harnröhre besitzen wir das Nitze-Oberländer-Endoskop, eine von Valentine herrührende Modifikation desselben, eine Caspersche Modifikation des Leiterschen Urethroskops, sowie das Irrigations-Urethroskop nach Goldschmidt. Alle Instrumente gestatten neben der direkten Besichtigung der Harnröhre die lokale endourethrale Behandlung. Im Prinzip besteht ein Endoskop aus einem mit einem Obturator versehenen Tubus. Nach Einführung des Tubus wird der Obturator herausgezogen und entweder eine Lichtquelle bis an den Ort der Besichtigung geführt oder vom Griff des Instrumentes aus ein Lichtstrahl in das Innere geworfen. Indem man den Tubus langsam von hinten nach vorn bewegt, kann man nacheinander alle Teile der Harnröhre besichtigen. Zur Beleuchtung der Pars posterior wird gewöhnlich nicht der gerade Tubus gewählt, sondern ein Instrument, das am vorderen Ende schnabelförmig gekrümmt ist. Die endoskopische Untersuchung ist oft nicht leicht, da die empfindliche Schleimhaut keine stärkere Dehnung verträgt. Blutungen lassen sich nicht vermeiden. Für empfindliche Patienten empfiehlt sich die vorhergehende Anästhesierung der Urethra mit Novocaïn.

Das Bild der normalen Schleimhaut präsentiert sich im Endoskop als ein Krater mit einer Zentralfigur, die je nach dem Teile der Harnröhre verschieden aussieht. Von der Zentralfigur aus laufen radiäre Falten nach der Peripherie. Am zahlreichsten sind diese Falten am Bulbus, in der Pars pendula erblicken wir nur 4—6 derartige Falten. Je mehr nun die Schleimhaut infiltriert ist, desto weniger scharf markieren sich diese Falten. Sie werden auch geringer an Zahl. Bei stark fibrösen Veränderungen verstreichen die Falten immer mehr, so daß man schließlich nur die glatte vorgewölbte Schleimhaut erblickt.

Auch an dem Aussehen der Schleimhaut erkennen wir die pathologischen Veränderungen. Statt der normalen blaß-rosa Mucosa sehen wir eine Injektion und häufig Hämorrhagien. Die Mündungen der Morgagnischen Lakunen, aus den Ausführungsgängen der Follikel quellende Sekrettropfen u. a. m. sind mittels des Endoskops leicht aufzufinden. Die Grade der Infiltration sind ebenfalls im endoskopischen Bilde zu erkennen. Ist die Schleimhaut hyperämisch, stark gerötet, das Epithel ödematös und leicht erodierbar, so liegt eine kleinzellige weiche Infiltration vor. Je älter der Prozeß ist, je mehr er in eine chronische Induration übergeht, desto mehr verstreichen die Falten, desto blasser wird die Schleimhaut. Für die Beurteilung dieser Bilder ist jedoch einige Übung erforderlich. Man muß in Betracht ziehen, daß durch den Druck des Instruments, sowie durch etwaige Anästhesierung das Aussehen der Schleimhaut an und für sich etwas modifiziert wird.

Behandlung der chronischen Gonorrhöe.

Solange nicht tiefgreifende Veränderungen der Schleimhaut vorliegen, muß unsere Therapie vor allem gegen die katarrhalischen Erscheinungen gerichtet sein. Handelt es sich um die nicht infektiöse postgonorrhoische Urethritis, so empfiehlt es sich, womöglich ganz ohne lokale Behandlung auszukommen. Durch die Behandlung können wir in solchen Fällen häufig eher schaden als nützen. Nur wenn die entzündlichen Erscheinungen sich in lästiger Weise bemerkbar machen, schreiten wir zu Spülungen, und zwar am besten nach der Janetschen Methode; am vorteilhaftesten wirken ganz schwache Lösungen von Albargin oder Resorcin. Oft können wir schon nach kürzer

Zeit die oberflächliche Reizung der Schleimhaut beseitigen. Es ist. bei weitem nicht erforderlich, die Krankheit bis zum äußersten zu behandeln und jede Spur eines Katarrhs zu bekämpfen. Gerade auf dem Gebiete der postgonorrhoischen Katarrhe kann durch nichts mehr gesündigt werden als durch übertriebene Sorgfalt.

Es gibt nun auch postgonorrhoische Katarrhe, bei denen zwar kein Gonokokkus wirksam ist, die aber durch sekundäre Infektion, durch Kolibazillen oder andere Erreger unterhalten werden. Auch diese erfordern, wenn keine exzessive Wucherung der Bakterien vorhanden ist, keine antiseptische Behandlung. Nimmt die Infektion aber einen stärkeren Grad an, so bekämpfen wir dieselbe mit antiseptischen Spülungen oder Injektionen. Es empfiehlt sich zu diesem Zweck das milde Silberpräparat Albargin, das täglich 2—3mal am besten in Form der Tubogonalmethode angewandt wird. Hat der postgonorrhoische Katarrh seinen Sitz in der Pars posterior, so kommen wir meistens mit einigen Didayschen Spülungen aus. Wir wählen hierzu Albargin oder auch Resorcin. Von einer instrumentellen Behandlung der nicht infektiösen Urethritis sollten wir, solange es geht, absehen. Sie kommt nur dann in Frage, wenn es gilt, Infiltrate zu beseitigen, oder der Ausbildung einer Striktur entgegenzutreten. Über die Technik der instrumentellen Behandlung wird sogleich zu reden sein.

Zur Behandlung der eigentlich chronischen Gonorrhöe ist wieder die Mahnung auszusprechen, sich vor einer Polypragmasie zu hüten. Bei keiner Krankheit kann der Urologe leichter eine sexuelle Neurasthenie durch ein Allzuviel an Behandlung heranzüchten, als bei der chronischen Gonorrhöe. Die Urethralschleimhaut ist ein äußerst sensibles Gebiet, von dem aus bei entzündlichen Erscheinungen viele Reize die Geschlechtszentren treffen. Die Aufmerksamkeit des Patienten ist an und für sich schon zu sehr auf diese Sphäre gerichtet, und je mehr wir an den Genitalien manipulieren, desto mehr rücken wir diese Organe in das Zentrum der Interessensphäre des Patienten. Darum ist es durchaus indiziert, die therapeutischen Maßnahmen auf das Notwendigste zu reduzieren.

Eine milde antiseptische Behandlung führen wir am besten mit Albargin durch. Sind schon tiefere Infiltrate nachweisbar, so sind Druckspülungen nach Kuttner oder Janet von Vorteil. Die durch den Druck bewirkte Dehnung der Harnröhre ist einer Resorption der Infiltrate günstig. Sie trägt auch schon zur Mobilisierung der in der Tiefe sitzenden Gonokokken bei. Darum werden wir im allgemeinen mit antiseptischen Durchspülungen unter möglichst hohem Druck auskommen. Diese Art der Behandlung wird so lange fortgesetzt, bis das Sekret keine Gonokokken mehr aufweist. Bestehen schließlich nur noch katarrhalische Erscheinungen, so verhalten wir uns wie bei der einfachen postgonorrhoischen Urethritis.

Gerade die Pars anterior ist nun aber oft der Sitz tieferer Infiltrate und von Strikturen. Diese erfordern unter allen Umständen eine instrumentelle Behandlung, doch hat eine solche erst dann einzusetzen, wenn der oberflächliche Schleimhautkatarrh beseitigt ist. Das einfachste Instrument zur Dehnung der Harnröhre sind elastische oder starre Sonden. Die elastischen Sonden, deutsche oder französische Fabrikate, dürfen keine Unebenheiten aufweisen. Sie werden am besten trocken aufbewahrt und vor dem Gebrauch in strömenden Wasserdampf sterilisiert. Metallsonden haben je nach ihrer Verwendung für die Pars anterior oder für die ganze Harnröhre eine gerade oder leicht gekrümmte Form. Zur Behandlung der Pars posterior verwendet man stärker gekrümmte Sonden (Béniqué-Krümmung).

Die Sondenbehandlung ist aus einem Buche nicht zu erlernen, sie will am Kranken selbst geübt sein. Hier können nur einige Winke und praktische Ratschläge gegeben werden. Durch die Einführung der Tubogonalmethode ist auch die mechanische Therapie der Harnröhre wesentlich verbessert worden. Statt wie früher die eingefettete Sonde in die Harnröhre einzuführen, entfalten wir uns vor allen instrumentellen Eingriffen das Lumen der Harnröhre durch eine Tubeninjektion, wodurch die Schleimhaut schlüpfrig wird. Gleichzeitig aber erreichen wir hiermit neben der mechanischen Wirkung durch die einzuführende Sonde auch eine chemische Beeinflussung der erkrankten Schleimhaut. Was letztere anlangt, so bevorzuge ich zu diesen Injektionen Tuben mit 0,5 bis 2 % Resorcin. Denn die specifische Wirkung des Resorcins ist ja neben der antiseptischen eine schrumpfende, die Schleimhaut zusammenziehende und daher eo ipso das Lumen der Harnröhre erweiternde. ·Natürlich kann man auch

Tuben mit anderen Medikamenten, speziell mit den verschiedenen Adstringentien verwenden, je nach den klinischen Erscheinungen des jeweiligen Falles.

Die Vorzüge dieser kombinierten mechanischen Therapie werden auch in der bereits wiederholt zitierten Arbeit von Grave betont. „Ich habe bei solch kombinierten Verfahren nur gute Resultate gesehen und muß zugeben, daß auch die Einführung der Sonde in die schlüpfrige Urethra leichter und schmerzloser ist, als das Einführen schlüpfriger Sonden in die unvorbereitete Urethra, wie ich es früher selbst auch geübt habe. Das sachgemäße Kombinieren der Sonde mit den verschiedensten lokal wirkenden Adstringentien bietet dem Arzt ein viel rationelleres Mittel zur Bekämpfung der oft sehr langwierigen und erfolglos behandelten chronischen Urethritis und Prostatitis, als wie es früher der Fall war". (l. c.).

Von der Verwendung der verschiedenen Dilatatoren bin ich seit Einführung dieser kombinierten Therapie abgekommen; ich nehme daher von der ausführlichen Besprechung dieser mehr für den Spezialisten bestimmten Instrumente Abstand. Ich will nur kurz erwähnen, daß es verschiedene Typen dieser Dehner giebt, die mit 2 Branchen (Oberländer) und Instrumente mit 4 bis 8 Branchen (Kollmann); weiterhin gibt es sogenannte Spüldehner, die gleichzeitig eine Spülung und Dehnung gestatten.

Die Sondenbehandlung ist weit schonender und lange Zeit durchführbar, ohne dem Kranken Beschwerden zu verursachen. Bei sehr engem Orificium sind wir mitunter genötigt die Meatotomie der Sondenbehandlung vorauszuschicken: am einfachsten erweitert man sich mittelst Schere das Orificium und vereint Haut mit Schleimhaut durch eine Katgutligatur. Es bedarf zu diesem harmlosen Eingriff, den jeder Praktiker in der Sprechstunde vornehmen kann, keiner Spezialinstrumente.

Ist es bereits zur Ausbildung erheblicher Strikturen gekommen, müssen wir doppelte Vorsicht bei all unseren intraurethralen Manipulationen obwalten lassen. Jeder gewaltsame Versuch, die Striktur zu passieren, muß als Kunstfehler gebrandmarkt werden. In den wenigen schwierigen Fällen von kompletter Harnretention bei impermeabler Striktur ist es ratsamer, durch Kapillarpunktion der Blase dem Kranken zunächst

Linderung zu verschaffen. Oft hat dieser Eingriff den Erfolg, daß dann ein Bougie durch die Striktur hindurchgeführt werden kann. Gewöhnlich haben wir ja bei einer Striktur Zeit genug, die Passage eines Bougies in aller Ruhe zu versuchen. Man darf hierin nichts forcieren. Wir beginnen mit filiformen Bougies, die wir leicht hin und her gleiten lassen, wobei es uns gelingen kann, durch die enge Stelle hindurch zu kommen, namentlich wenn wir vorher in der oben beschriebenen Weise die Harnröhre durch eine Tubogonalinjektion schlüpfrig gemacht haben. Wenn wir selbst mit dem feinsten Bougie eine Passage nicht erzielen können, so warten wir einige Zeit. Oft sind unsere Versuche erfolgreich nach einem warmen Sitzbade, oder nach einer Janetschen Spülung mit Kalium permanganatum unter nicht zu starkem Druck. Haben wir das Bougie glücklich durch die Striktur gebracht, so lassen wir es längere Zeit liegen und führen dann ein etwas stärkeres ein. Es ist aber auch hier geraten, recht schonend vorzugehen, die Bougies nie länger als 30 Minuten liegen zu lassen und die Dehnung erst zu wiederholen, wenn keine besondere Reaktion erfolgte, oder wenn eine solche ganz abgeklungen ist.

Die chronische Gonorrhöe der Pars posterior soll, was die instrumentelle Behandlung betrifft, noch weit schonender behandelt werden, als die der Pars anterior. Mechanische Eingriffe können hier sehr leicht zu schweren Komplikationen führen. Darum begnüge man sich mit Janetschen oder ähnlichen antiseptischen Spülungen. Da überdies die Prostata meistens primär an der chronischen Urethritis posterior beteiligt ist, werden wir gut tun, uns so zu verhalten, als handle es sich um eine chronische Prostatitis.

Zum Schluß dieses Abschnitts müssen wir noch einmal betonen, daß das Verhalten des Arztes dem chronischen Gonorrhoiker gegenüber abwartend und konservativ sein muß. Wir haben es zwar mit einem Leiden zu tun, dessen Prognose quoad sanationem completam nicht sehr gut ist; aber durch ein Übermaß von lokalen Eingriffen bessern wir die Urethritis nicht, viel eher verschlimmern wir dadurch das Allgemeinbefinden des Kranken. Sind doch eine der bedauerlichsten Folgeerscheinungen überstandener Gonorrhöen die zutage tretenden Symptome auf nervösem Gebiete, die, wie bereits wiederholt in diesem

Buche ausgeführt, in den neurasthenischen Zuständen von verschiedener Intensität hervortreten und den Kranken, speziell auf sexuellem Gebiet, stark beeinflussen. Nicht selten tritt nach langdauernden Gonorrhöen eine psychische Impotenz auf. Glücklicherweise können wir in den meisten Fällen eine günstige Prognose stellen, indem mit dem Fortfall gewisser Hemmungserscheinungen und der Aufbesserung des Allgemeinbefindens auch eine Wiederkehr der Potenz zu erreichen sein wird. Auch hier ist es die Persönlichkeit des Arztes, die in erster Linie den Ausschlag gibt. Liebevolles Eingehen auf die Klagen des Kranken, Verständnis für psychische Stimmungen und Gemütsbewegungen werden hier den rechten Weg finden, um mittelst einer Suggestion im weiteren Sinne des Wortes in Verbindung mit spezifischer Therapie Hilfe zu bringen.

Kein Nihilismus, aber auch keine Polypragmasie, sondern bestimmte Verordnungen eines Stoffwechsels- und Nerventonikums, wie wir es z. B. in dem bereits in früheren Kapiteln genannten Sperminum-Poehl zur Verfügung haben, erscheint in derartigen Fällen ratsam. Es wird zu individualisieren sein, ob man die interne oder die intramuskuläre Medikation der Spermintherapie bevorzugt. Daneben empfiehlt sich als spezifisches Medikament das Orchicethin-Poehl; es ist dies ein Hodenpräparat, aufgebaut auf der Grundlage der Spermintheorie, das zur Verstärkung noch die spezifischen Drogen Muira Puama nebst Lezithin enthält, ein Mittel, das in seiner Tablettenform von den Kranken sehr gern eingenommen wird. Die Wirkung ist ähnlich wie die des Sperminum-Poehl, nur mit dem Unterschiede, daß neben der allgemeinen Tonisierung und der Anregung der Leukocytose und Hämoglobinbildung auch eine direkte Hyperämie in der Sexualsphäre erzeugt wird. Das Präparat ist um so wertvoller, als schädigende Nebenwirkungen, wie sie in der Literatur von anderen Aphrodisiacis berichtet worden sind, bisher trotz vielfacher Anwendung noch nie beobachtet werden konnten. Die Organtherapie beansprucht also auch auf diesem Gebiete unbedingte Beachtung seitens des praktischen Arztes.

VI. Der Ehekonsens bei Gonorrhöe.

Unter den venerischen Krankheiten ist es heute die Gonorrhöe, die uns in dieser eminent wichtigen Frage unstreitig die größten Schwierigkeiten schafft. Bei der Syphilis haben wir durch die Wassermannsche Reaktion ein Mittel in die Hand bekommen, das uns ein einigermaßen sicheres Urteil bezüglich der Infektiosität eines Falles gestattet. Leider befinden sich die Immunitätsforschungen auf dem Gebiete der Gonorrhöe noch in den allerersten Anfängen. Die Vakzinetherapie hat hier einige bescheidene Erfolge zu verzeichnen. Vielleicht wird eine fernere Zukunft uns eine Seroreaktion der Gonorrhöe bringen. Bei dem heutigen Stande aber sind wir auf den direkten Nachweis des Gonokokkus angewiesen. Von diesem allein hängt es ab, ob wir den Patienten als nicht infektiös betrachten, also ob wir ihm die Erlaubnis zur Eheschließung geben können. Wir spielen hier mit einem zweischneidigen Schwert, denn einerseits ist es unsere ethische Pflicht, solange noch Gonokokken nachgewiesen werden, der Ehe zu widerraten, andererseits können wir durch das lange Hinausschieben dieses Konsenses oder durch das Verweigern desselben den Patienten zum Hypochonder machen. Er glaubt, nie mehr gesund werden zu können, nie mehr seinen Tripper verlieren zu können. Und doch braucht bei Vorkommen von Gonokokken keine Gonorrhöe mehr zu bestehen. Der Patient kann zum Gonokokkenträger geworden sein. Er selbst ist dann als gesund zu betrachten, für andere aber ist er infektiös. Aus diesem Dilemma gibt es leider nur den harten Ausweg, daß wir auf unserem Eheverbot bestehen müssen. Es ist eine unbedingt ethische Forderung, daß eine Ehe nur geschlossen werden darf, wenn Gonokokken mit den feinsten Untersuchungsmitteln nicht mehr gefunden werden und nach längerer Zeit nicht mehr erscheinen. Wir müssen natürlich alles versuchen, um der etwaigen Folge des Verbots, der psychischen Depression und der sexuellen Neurasthenie entgegenzuarbeiten.

Die Methoden zum Nachweis des Gonokokkus sind bereits besprochen worden. Wiederholte Untersuchung des Sekrets, eventuell nach mechanischer oder chemischer Provokation, vor allem die häufigere Untersuchung des exprimierten Prostatasekrets sind die Mittel, die uns zur Verfügung stehen. Wenn alle diese Proben negativ ausfallen, ist die Erteilung des Ehekonsenses noch an den Ausfall des Kulturverfahrens geknüpft. Bei mikroskopischer Untersuchung können uns spärliche Gonokokken leicht entgehen. Durch Anlegung einer Kultur werden wir mit Sicherheit die Existenz der Gonokokken nachweisen. Das Bestehen katarrhalischer Symptome wird uns dann nicht hindern, den Ehekonsens zu erteilen, denn, wie wir gesehen haben, braucht die postgonorrhoische Urethritis keineswegs infektiöser Natur zu sein.

Verlag von Julius Springer in Berlin.

Kosmetik. Ein Leitfaden für praktische Ärzte. Von Sanitätsrat Dr. **Edmund Saalfeld** in Berlin. Zweite, verbesserte und vermehrte Auflage. Mit 15 Textfiguren. 1909. In Leinwand gebunden Preis M. 3,60.

Dermatologische Propädeutik. Die entzündlichen Erscheinungen der Haut im Lichte der modernen Pathologie. Sieben Vorlesungen für Ärzte und Studierende von Professor Dr. **S. Róna,** Vorstand der Abteilung für Hautkrankheiten des St. Stephanspitals in Budapest. 1909.
Preis M. 3,60.

Dermatologische Diagnostik. Anleitung zur klinischen Untersuchung der Hautkrankheiten. Von Professor Dr. **L. Philippson,** Direktor der Klinik für Hautkrankheiten und Syphilis an der Universität Palermo. Aus dem Italienischen übersetzt von Dr. Fritz Juliusberg. 1910.
Preis M. 2,80; in Leinwand gebunden M. 3,60.

Der Lupus. Seine Pathologie, Therapie, Prophylaxe. Für den praktischen Gebrauch. Von Professor **Luigi Philippson,** Direktor der Dermatologischen Universitätsklinik zu Palermo. Aus dem Italienischen Manuskript übersetzt von Dr. Fritz Juliusberg. Mit 14 Figuren auf Tafeln. 1911. Preis M. 2,80; in Leinwand gebunden M. 2,60.

Die Röntgentherapie in der Dermatologie. Von Privatdozent Dr. **Frank Schultz,** Oberarzt der Abteilung für Lichtbehandlung an der Universitätspoliklinik für Hautkrankheiten zu Berlin. Mit 130 Textfiguren. 1910. Preis M. 6,—; in Leinwand gebunden M. 7,—.

Radiumtherapie. Instrumentarium, Technik, Behandlung von Krebsen, Keloiden, Naevi, Lupus, Pruritus, Neurodermitiden, Ekzemen. Verwendung in der Gynäkologie. Von Dr. **Louis Wickham** und Dr. **Degrais** in Paris. Vorwort von Prof. Alfred Fournier. Autorisierte deutsche Ausgabe von Dr. Max Winkler in Luzern, mit Einführung von Prof. Dr. J. Jadassohn in Bern. Mit 72 Textfiguren und 20 Tafeln. 1910.
Preis M. 15,—; in Halbleder gebunden M. 17,40.

Verhandlungen der Deutschen Dermatologischen Gesellschaft. **Neunter Kongreß,** gehalten zu Bern, 12.—14. September 1906. Im Auftrage der Gesellschaft herausgegeben von Professor Dr. **Jadassohn,** Geschäftsleiter des Kongresses.

I. Teil. Referate, Vorträge und Diskussion über die Ätiologie und allgemeine Pathologie der Syphilis. Mit 7 Tafeln. 1907.
Preis M. 10,—.
II. Teil. Mit 8 Tafeln und 2 Textabbildungen. 1907. Preis M. 10,—.

— **Zehnter Kongreß,** gehalten zu Frankfurt a. M., am 8.—10. Juni 1908. Im Auftrage der Gesellschaft herausgegeben von Professor Dr. K. Herxheimer, Geschäftsleiter des Kongresses. Mit 15 Tafeln und 14 Tafeln im Text. 1908. Preis M. 18,—.

— **General-Register.** I.—X. Kongreß. 1909. Preis M. 3,—.

Zu beziehen durch jede Buchhandlung.